「湯液經法圖」講記 1

解構經方、時方的底層邏輯

金銳 著

湯液經法圖

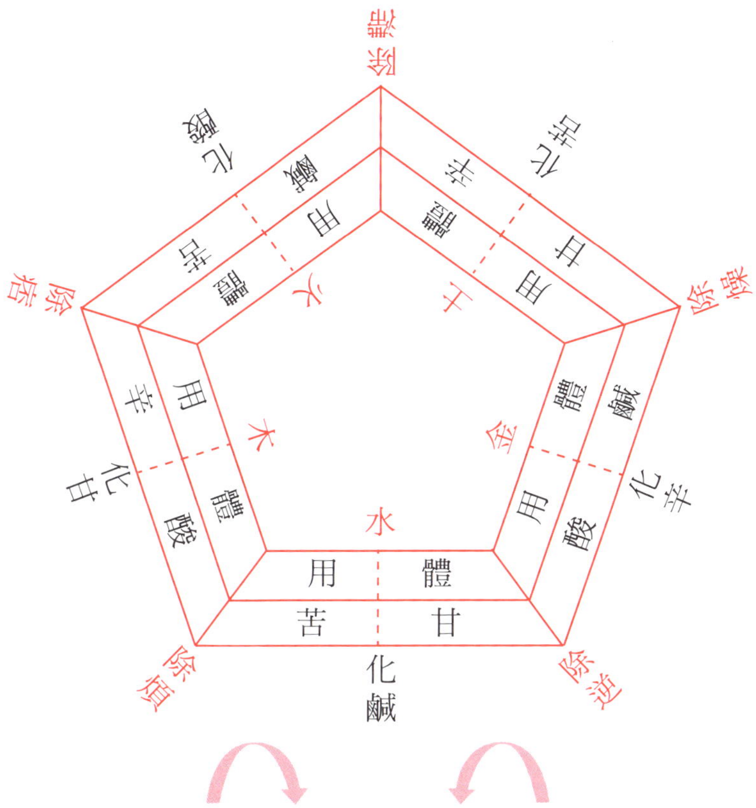

左
陽進為補
其數七
火數也

右
陰退為瀉
其數六
水數也

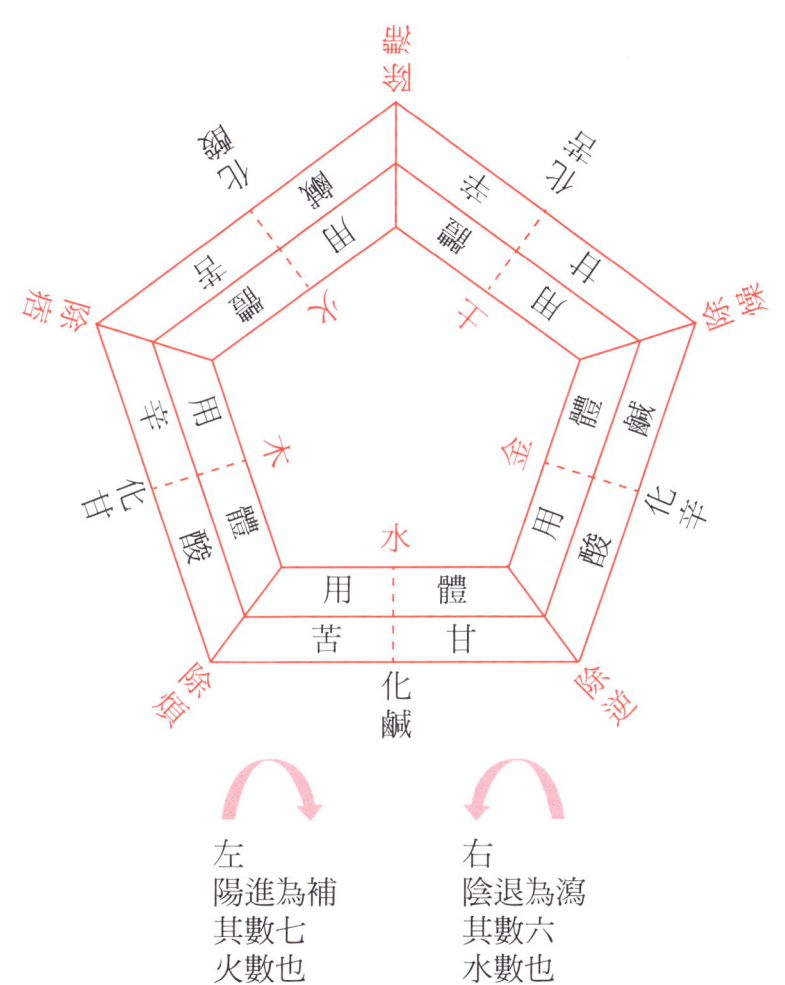

湯液經法圖（補瀉版）

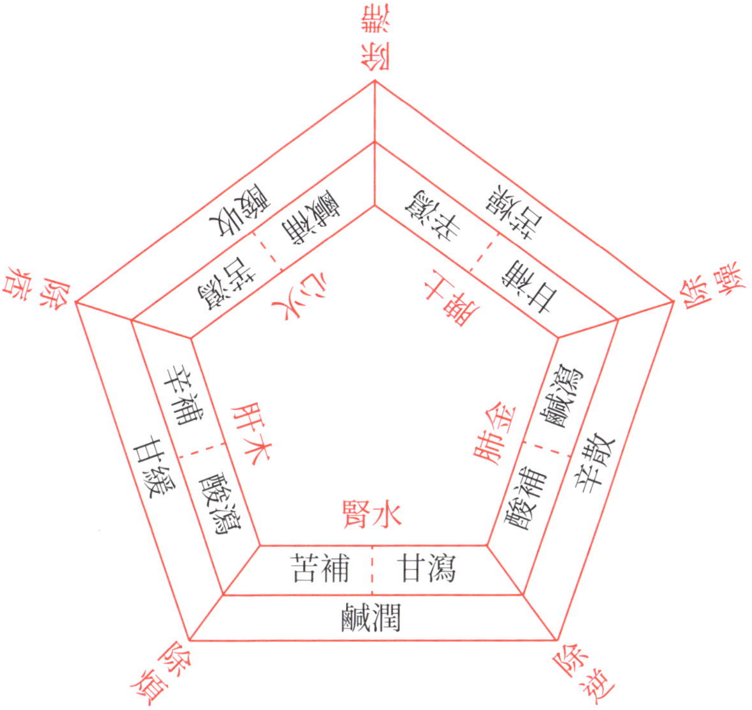

除煩
除痞
除燥
除滯
除逆
心火
脾土
肝木
肺金
腎水
鹹補
酸收
苦瀉
辛瀉
甘補
苦燥
辛補
酸瀉
甘緩
鹹瀉
酸補
辛散
苦補
甘瀉
鹹潤

序一

二十世紀七〇年代，一部由民間中醫獻給中國中醫研究院（現中國中醫科學院）的敦煌遺書，引起了經方界的廣泛關注，後經王雪苔、馬繼興、錢超塵等醫史文獻學家整理出版，成為當代經方研究的重要內容。這部書就是陶弘景所著《輔行訣五臟用藥法要》（以下簡稱《輔行訣》）。當代中醫藥文獻大家馬繼興、錢超塵認為，這部書中轉引的湯液經法圖，是解開經方配伍奧祕的鑰匙，是還原中醫組方配伍原理的切入點。

中華古代文明史上的幾個「圖騰」，如太極圖、河圖洛書、八卦圖，不僅奠定了中國古代科學祖庭，還左右著中國古代科學的發展。若干領域的科技成就皆得益於中華文明的偉大「圖騰」，中醫藥學亦不例外。個人認為，中醫藥古典經方的「圖騰」當為湯液經法圖。湯液經法圖收錄於《輔行訣》中，據考證，它是伊尹《湯液經法》的配圖，是《湯液經法》的關鍵原理圖，也是《輔行訣》的核心體系，並與《傷寒論》密切相關。它是打開中醫臨床遣方用藥思維的鑰匙，也是理解《傷寒論》經方法理的重要途徑，是傳統中醫經典理論不可缺少的組成部分。陶弘景的《輔行訣》與張仲景的《傷寒論》或同源於《湯液經法》，這在《傷寒論·序》中已有表述。《輔行訣》包含處方五十二首，《傷寒論》包含處方一一三首，二者記載的處方具有共同的法理基礎並存在若干名異實同的處方，如小陽旦湯（桂枝湯）、小補脾湯（理中丸）、大陰旦湯（小柴胡湯）等。這兩本書，一法五行臟象而成五臟虛實補瀉論治體系，一法陰陽而成三陰三陽六經辨證論治體系，可謂同源異流、道同法異，兩大體系分類明晰，條理清晰，法度嚴謹，展現了古典中醫診療法式的精髓。

湯液經法圖又稱五味補瀉體用圖，描述了在臟腑虛實辨證框架下，辛、鹹、甘、酸、苦五味對各臟腑虛實病證的補瀉作用，以及實現功效的組方結構與配伍原則，精準闡述了中藥組方配伍的理論原則。全圖以正五邊形呈現五行生剋制化關係，深刻表達了五臟（肝木、心火、脾土、肺金、腎水）虛實辨證及其治法用藥，並從辛酸化甘、鹹苦化酸、甘辛化苦、酸鹹化辛、苦甘化鹹五味化合角度闡述了組方功效，以及「順補逆瀉」的配伍原則。

特別是五味五行互含的應用，不僅是《素問．藏氣法時論》等理論的具體應用，更是對五行學說的發展，成為經方用藥的重要法式。《輔行訣》原文有言：「陶隱居曰：此圖乃《湯液經法》盡要之妙，學者能諳於此，醫道畢矣。」

當今經方之熱前所未有，但經方學習難、臨床使用難也是業內共識。這一方面源於我們對經方的認識不足，依然沒能講明白經方的學習方法，依然沒能按照經方的方理、醫理將之應用到中醫臨床，由此導致「遵循中醫臨床思維」成為中醫藥發展的突出問題；另一方面緣於我們對經方法式的認識不足。經典名方亙古不衰，不僅在於其臨床價值，更在於其內在的理論價值。其內在的理論價值不僅體現在內在的結構，還體現在內在的方理、醫理，故只有從經方入手，時時感悟經方的成方道理，才能更好地提高臨床療效，以此循序漸進，才能夠掌握中醫臨床思維。經方，不僅是術，更是道的載體，如果只是在術的層面去學方用方，是很難學好經方的。

我們常常感歎百年名方幾流傳，也感歎臨床組方之難，臨床組方難不是因為我們不懂君臣佐使，而是因為我們不懂經方的成方之理、成方之道，只識經方是歷代名醫臨床經驗的結晶，不識經方是理論感悟的結晶。只在用上學，不去理上悟，是難以學好經方的，守正創新也無從談起。雖然當今諸多經方大家善於應用經方並多有心得發揮，但經方的法式是什麼，我們至今仍然一知半解。《方劑學》教材雖然收錄了《傷寒論》中的絕大部分經方，但是對經方方理的論述依然淺顯，並未得到大部分《傷寒論》研究大家的認同，導致了我們臨床診療思維和經方應用的混亂。重識經方法式、全面闡釋古典經方內在的法理成為我們「傳承精華，守正創新」的基本前提和重要任務，而深入研究湯液經法圖無疑是解開古典經方之謎的途徑之一。

金銳博士乃我院臨床藥學部的青年學者，酷愛古典經方，致力於從古典經方中解讀中醫處方的配伍機理、藥性理論，近幾年專注湯液經法圖的研究，發表了多篇研究論文。今將研究論文及多個方面的講座內容編輯出版，將為《輔行訣》的傳承研究起到很好的促進作用，也將有助於《傷寒論》經方法式的研究。希望金銳博士精益求精，還原湯液經法圖的法式原則，並梳理湯液經法圖與仲景經方的淵源關係，闡明湯液經法圖的臨床應用規律，取得傳承佳績。

我與金銳博士因中國中醫科學院科技創新工程項目而相識相交，了解了他的研究成果後，我既為自己多年研究《傷寒論》經方無果而慚愧，又為我院出現了經方研究才俊而自豪。適《「湯液經法圖」講記1：解構經方、時方的底層邏輯》付梓，彼索序於我，故欣為之序而共勉。

中國中醫科學院中醫藥發展研究中心主任、研究員　蘇慶民

辛丑夏至三庚

序二

藥醫有緣千種病，神仙難救短命人。從古到今，醫理不明、藥性不清、辨病證不細這三大難題，一直困擾著中醫界，至今仁者見仁，智者見智，爭論不休。

在今本《傷寒雜病論》中，仲景言方治而不談藥性，其用藥心法，悉遵古經方之制。而經方制方之法則，自唐以來，已經失傳千年有餘，幸有敦煌遺書《輔行訣》存世，使後人可窺經方配伍之祕，破譯該書的內容，就可以通曉失傳古經方書——《湯液經法》的奧妙。

神農嘗百草至商初，歷時數千載。是時，商湯宰相伊尹，從廚藝中悟出五味調和之事，率先發明了湯藥治病法，提出「調和之事，必以甘酸苦辛鹹，先後多少」的原則，用藥之五味入五臟，以達補虛瀉實之效。但是，這一經方配伍法則，一直祕而不宣。即使是醫聖張仲景，在《傷寒雜病論》中也只是言方治而避談藥性，遂致後學至今不明經方配伍法則。余不敏，耕耘醫壇幾十年，由命入醫，由醫入道，略通醫理藥性和辨證論治大法。余之高徒金銳，精勤好學不倦，歷數載寒暑，破譯經方用藥之祕。書成請余作序，借此聊備數語，樂為之序。

三易先生

辛丑季夏癸未日序於寒舍

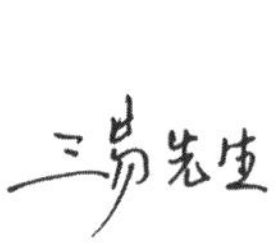

序三

二十世紀七〇年代，河北威縣的知名中醫張大昌先生，將其家傳古書《輔行訣》的抄本寄贈中國中醫研究院，著名中醫專家王雪苔、馬繼興先生對之高度關注，幾經尋訪，最後將其整理出版，引起了國內外專家學者的極大關注。二〇〇八年，我又將張大昌入室弟子及私淑弟子的二十一本《輔行訣》抄本整理成冊，命名為《〈輔行訣五臟用藥法要〉傳承集》出版發行。隨後，學術界和民間對《輔行訣》的關注便逐漸多起來。

《輔行訣》雖是梁·陶弘景所著，但卻記載了很多關於伊尹《湯液經法》和張仲景《傷寒雜病論》的資料。《輔行訣》原文有言：「漢晉以還，諸名醫輩，張機、衛汜（汎）、華元化、吳普、皇甫玄晏、支法師、葛稚川、范將軍等，皆當代名賢，咸師式此《湯液經法》，愍救疾苦，造福含靈。」所以，《傷寒雜病論》是張仲景在《湯液經法》一書的基礎上勤求博采而撰成的，很多仲景經方也都能在《湯液經法》中找到影子，例如桂枝湯與小陽旦湯、小柴胡湯與大陰旦湯等。湯液經法圖是《湯液經法》的關鍵樞機，陶弘景曾說：「此圖（湯液經法圖）乃《湯液經法》盡要之妙，學者能諳於此，醫道畢矣。」今天，看到金鋭博士在研究和思考湯液經法圖，我是很高興的。

我曾說過，《輔行訣》不管是對中醫臨床還是中醫文獻而言，都是極為寶貴的財富。為了保護好這個財富，我們運用校讀法，對這些傳抄本的語言特點、某些中醫理論出現的時代先後，以及文史哲醫各種知識進行綜合考察，鑑別考證，嘗試修復敦煌原卷的面貌，這是我的專業。

而金鋭博士是西苑醫院的一名臨床中藥師，是每天都要與成百上千張中藥處方打交道的一線醫務人員，怎樣理解湯液經法圖的原則，怎樣將其應用於識方解方，又或者是採用數學邏輯來思考湯液經法圖的原理，是他的專長。所以，他從自己的思路出發去研究湯液經法圖，我認為也是很好的嘗試。

當然，由於《輔行訣》原卷已毀，不同學者對《輔行訣》和湯液經法圖的理解可能會有不同，但學術爭鳴總是好的。我的原則是，堅持學術民主，百家爭鳴，文責自負。希望金銳博士能夠始終秉承嚴謹求實、腳踏實地的學術風格，把《輔行訣》和湯液經法圖的精華發揚光大！

著名中醫訓詁學家，北京中醫藥大學教授　錢超塵

辛丑年五月二十日於北京

錢超塵

序四

中醫藥是中國古代幾千年健康養生理念與防治疾病實踐的結晶，在中華文化的體系中扮演著重要角色。歷史上，中華民族的醫藥先賢們從蒙昧與未知出發，一路披荊斬棘，以勇敢的探索精神構建出了博大精深的傳統中醫藥理論體系。回顧過去，傳統醫藥理論的歷史就是一部不斷開拓創新的歷史，我們當今關注中醫藥問題的學者也應當效法先賢，銳意創新，不斷探索中醫藥學發展的新道路。

金銳老師對湯液經法圖的研究就是這樣一項有創新性的理論研究。湯液經法圖被認為是《湯液經法》的樞要，是張仲景《傷寒雜病論》經方配伍的本源理論之一，具有十分重要的理論和實踐價值。但由於載有湯液經法圖的重要典籍《湯液經法》散佚，轉引該圖的《輔行訣》原卷及抄本也幾經損毀，與圖配合的原始理論缺失嚴重，多年以來大家只知有圖而不知何解，聞者甚眾而識者罕有。金銳老師在對湯液經法圖的觀察中敏銳地感知到了圖中所蘊含的配伍組方規律，並下大力氣辛勤耕耘，如今在這一問題上已經有數年的積累，總結出了大量有價值的心得。

本人有幸受邀與金銳老師一起就湯液經法圖中五味與五行的「體」、「用」、「化」及「化合」規律問題開展過一段時間的研究。在與金銳老師共同探討學習的過程中，我作為一個僅接受過現代醫藥科研訓練而缺乏傳統中醫藥理論素養的研究者，也被湯液經法圖背後所蘊含的龐大理論體系所吸引。醫學作為滿足人類根本需求的重要學科，在任何時代都要與當時最先進的研究工具相結合。《素問．上古天真論》中載「上古之人，其知道者，法於陰陽，和於術數」，術數理論作為一種基礎數學工具，在中華傳統文化的很多領域中扮演了重要角色，在中醫藥學方面也不例外。從目前有限的研究來看，湯液經法圖除了傳統的陰陽五行生剋制化理論，還使用了「河圖」、「洛書」的數理計算工具，體現了製圖者對中藥配伍組方規律的總結，也顯示了先輩們為配伍組方建立術數數理邏輯的雄心。對湯液經法圖的研究，不僅可以幫助我們更好地解讀古方配伍，還可以幫助我們利用這種規律組出新的「經方」並進行科學驗證，甚至尋找經方背後的物質規律，拓展當代中醫藥學研究的視野。

本書從金銳老師個人的學習心得出發，講歷史、講理論、講實踐，不僅分享了他對湯液經法圖的深入理解，還兼具了趣味性與可讀性，十分適合對中醫藥傳統理論有興趣的讀者。

當前，中醫藥學的發展正面臨前所未有的歷史機遇與現實挑戰，希望我們新一代的中醫藥研究者，有越來越多的人能像金銳老師一樣，大膽嘗試，嚴謹論證，採用新的研究方法，開拓新的研究視角，給中醫藥學這座不朽的大廈不斷添磚加瓦。

北京大學醫藥管理國際研究中心研究員　韓晟
二〇二一年八月八日於北京
韓晟

序五

敦煌是古絲綢之路上的重鎮，地處甘肅西北部，《史記．大宛列傳》載，張騫出使西域歸來後給漢武帝稟奏時提到「始月氏居敦煌、祁連間」。自漢代始，敦煌便是中原通往西域的重要門戶，為中西方貿易的中心和中轉站，各國使臣、將士、商賈、僧侶絡繹不絕，中原文化、佛教文化、西亞和中亞文化在這裡匯聚交融，使得敦煌成為「華戎所交一大都會」，文化燦然。其中最突出、最具有代表性的文化遺產，就是敦煌莫高窟。敦煌莫高窟始建於前秦，後經過隋朝、唐朝、五代十國、西夏、元朝等歷代的興建，歷時千年，形成了規模巨大的洞窟群，是建築、雕塑、壁畫三者結合的立體藝術成果。

一九〇〇年，莫高窟的主持道士王圓籙在清除第十六窟甬道積沙時，偶然發現甬道北壁有一小窟，並在其內發現了五萬餘卷的敦煌遺書。由於當時政府的腐敗無能，一九〇七年至一九一五年間，英國人斯坦因、法國人伯希和、日本人吉川小一郎、俄國人奥登堡、美國人華爾納等，紛至沓來，以騙購等手法，掠奪了藏經洞中的四萬餘件文物，這些文物現存於倫敦、巴黎、東京、聖彼得堡等地。劫餘部分大約有萬餘件，或留存於中國境內的博物館，或散落民間。這些文物中，大部分是經卷文書，包括佛教文書、官府文書、道教典籍、摩尼教典籍、社會經濟文書、文學作品、啟蒙讀物等，還有若干銅佛、法器、絹畫和壁畫等。

藏經洞的文物中有一百三十餘卷醫書，包括《傷寒論》殘卷、《新修本草》殘卷、《平脈略例》、《素問．三部九候論》、《張仲景五臟論》、《玄感脈經》和《明堂五臟論》等。除此之外，絢麗多彩的敦煌壁畫中也有很多醫學內容，如運動、練功、衛生保健、疾病診療等。這些都是中國醫學的重要組成部分。中國醫學界同仁也出版了《敦煌古醫籍考釋》、《敦煌醫粹》、《敦煌石窟祕藏醫方》、《敦煌中醫藥全書》、《敦煌佛儒道相關醫書釋要》、《俄羅斯藏敦煌醫藥文獻釋要》、《〈輔行訣五臟用藥法要〉傳承集》、《敦煌吐魯番醫藥文獻新輯校》等著作，甘肅中醫藥大學自一九九八年始開設實用敦煌醫學課程（甘肅省教育廳重點教改項目），凡此種種，皆繼承發揚了敦煌遺書中的醫學遺產。

敦煌遺書中的醫學經卷，有一些是早已散佚或從未有過記載的古代醫籍，例如《張仲景五臟論》、《明堂五臟論》、《玄感脈經》等。金銳博士研究的《輔行訣》（原名《輔行訣臟腑用藥法要》），即屬於這一類。從內容上看，《輔行訣》是藏經洞道家醫學典籍的一部分，有濃厚的道家文化色彩，例如二旦方、四神方。從發現歷程上看，這本書沒有被國外強盜掠去，而是被王圓籙賣與河北人張偓南，並被張偓南作為家學世代珍藏，直至一九六六年在「文革」中被毀。一九七四年，張偓南之孫張大昌先生將其手抄本寄贈中國中醫研究院，才使得這個珍本得以出版傳播。據張大昌先生說，《輔行訣》是寫在「綾子」上的，長約一丈二三，高尺許，卷首有三皇四神二十八星宿象。《輔行訣》可以算是敦煌醫學文獻中的代表性佳作，是研究敦煌醫學的重要載體，多年來，很多學者如張大昌、王雪苔、馬繼興、王淑民、叢春雨、錢超塵、趙懷舟、衣之鏢等均對其頗有研究，我本人也對其進行過相關研究，並將書中的理論應用於臨床。

金銳博士是甘肅蘭州人，天資聰穎，從小就受到敦煌文化的影響，有著西北人的本心與熱情。他畢業後留在北京工作，工作刻苦努力，很有成績，現為中國中醫科學院西苑醫院藥學部副主任藥師、臨床藥學負責人，多年來一直重點關注並研究敦煌醫學之《輔行訣》，其積極主動的工作精神令我很感動。作為一名在臨床工作的醫務人員，他研究《輔行訣》的方法不是殘卷修復，而是理解、闡釋和應用其中診病用藥的原理，是對《輔行訣》原本收錄的醫方的拓展和思考。金銳博士從「五臟虛實辨證」與「五味補瀉用藥」的角度，對《輔行訣》收錄的「湯液經法圖」所蘊含的中醫方劑組方配伍內涵進行了較深入的研究，並重新解析了常用的經方時方八十餘首。

我認為，敦煌醫學的研究也應該百家爭鳴、百花齊放，我們應該鼓勵年輕人積極研究與探索，讓他們為敦煌醫學的研究發展多做貢獻。

承蒙金銳博士盛情邀請，欣然作序。祝願金博士事業更有成！多為敦煌醫學的發展添磚加瓦！

甘肅中醫藥大學敦煌醫學研究所副所長，甘肅省文史研究館研究員　李應存

二〇二一年十月十二日於金城

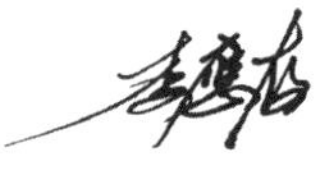

自序

凡學醫者，必先明醫理，而後針藥灸石可用，外感內傷可治。欲明醫理，必博聞篤學於外而融會貫通於內，或古或今，或中或西，各隨其願，各存所見。然法有先後，理有深淺，道有大小，不可不察。《道德經》曰：「執古之道，以御今之有。能知古始，是謂道紀。」《素書》曰：「推古驗今，所以不惑。先揆後度，所以應卒。」故竊嘗思之，燧人觀斗極，伏羲畫八卦，神農嘗百草，伊尹立庖廚，黃帝岐伯論經脈、詳義理，皆古聖人開天明道。諸名醫輩，如扁鵲、倉公、華佗、仲景，皆勤求古訓，博采眾方，依古聖之良法，發前人之未發，乃有所成。是故醫理之探究，在古而不在今，在中而不在西。

靈胎有言：「古聖人之治病也，通於天地之故，究乎性命之源，經絡臟腑氣血骨脈，洞然如見，然後察其受病之由，用藥以驅除而調劑之，其中自有玄機妙悟，不可得而言喻者。」誠然，醫乃小道，義精理奧，非淺聞寡見所能及也。而歷代醫家高下相參，各有所長所短，論述醫理或詳或簡，或明或暗，既有至理名言，亦有深乖聖賢本意之處，非詳究洞微所能別也。嗟乎，世人皆以尊古守古為易，發明立說為難，豈非反焉？尊古守古，非一概信之，必須審辨真偽，分別粗細，探賾索隱，窮幽洞微，明其精義而後述之，實其難也！故於茫茫書海之中，余蒙蒙追尋，苦苦思索，皆不覺得道。幸於求學期間尋得敦煌遺書《輔行訣》，細細讀來，義簡而言深。尤以一圖甚為精妙，曰湯液經法圖，乃伊尹所作，難以忘懷，遂時時學之思之，希冀有所體悟。業醫之後，每日識方閱藥，屢見效與不效，又遇數位良師啟蒙，與同道益友切磋，終能有些許愚知。

夫湯液經法圖，其文簡，其義奧，實為既知其方為方，又知其方之所以為方之法式。所謂木火土金水，肝心脾肺腎，辛鹹甘酸苦，虛者補之，實者瀉之，虛實夾雜則補瀉兼施是也。或曰，肝木虛則辛補之，肝木實則酸瀉之，肝木虛實夾雜則辛酸甘配伍調之，其餘心火、脾土、肺金、腎水，皆仿此成法。以此圖解方，則補瀉自清，多少自明，而君臣佐使自在其中，頗有醍醐灌頂之感。汪昂有言，方之有解，始於成無己。竊以為，無己取《素問》、《難經》而詮仲景方之意，卻不解仲景師此《湯液經法》而成仲景方之理，孰高孰低，一目了然。

萬千世界，醫書何其多，方藥何其繁，其病變，其證變，其方變，其藥亦變，唯理不變，法當以不變應萬變。正所謂，知其要者，一言而終；不知其要，流散無窮。

嗟乎！大道至簡，大象若隱，遠在天邊，近在眼前。湯液經法圖，當為醫方之根源，配伍之樞機，至真大要也！遂管中窺豹，試解一二，倘有些許真知之言，或可決嫌疑，正視聽哉？

金銳／小金藥師

辛丑年五月於西苑醫院

目次

前言

中醫藥的生命在於臨床療效，而臨床療效的載體之一，就是一張張中藥處方。為什麼有的處方有效，有的處方無效，有的處方效果好，有的處方效果不好呢？答案就在於組方配伍。何謂組方配伍？君臣佐使是也。何謂君臣佐使？主病之為君，佐君之為臣，應臣之為佐使是也。但是，君臣佐使只是一個配伍框架，真正的組方配伍還需要更為精確的訊息，例如全方共多少味藥，組方選哪個藥，藥性怎麼分布，用量怎麼協調等。所以，一個優秀的中藥組方，一定要在整體頂層設計下，完成一個精準的配伍，而不應該是任意合方和隨意加減。那麼，怎樣實現這種精準的組方配伍呢？答案很可能就藏在一張古圖中，即「湯液經法圖」。

湯液經法圖從散佚到再現，可謂驚心動魄，其間至少有三劫。第一劫，湯液經法圖相傳是商．伊尹所著《湯液經法》的關鍵原理圖，但《湯液經法》原書早已散佚，無法得見。幸運的是，這個圖透過梁．陶弘景所著《輔行訣》的轉引而保留下來。第二劫，《輔行訣》本身也非傳世醫書，而是敦煌遺書，散落在莫高窟藏經洞的眾多歷史之物中，險些被外國強盜掠走。幸運的是，《輔行訣》一書是敦煌莫高窟藏經洞數量眾多的各種經卷、絹畫、佛像等文化瑰寶中，未被國外強盜掠走的那一小部分。根據史料記載，該書曾為法國人伯希和所看中，但在裝垛起運時被道士王圓籙暗中扣下，並於一九一八年賣與醫家張偓南。第三劫，張偓南將《輔行訣》裝裱並作為家學世代傳承，但該書於一九六六年被毀。幸運的是，張偓南之孫張大昌兩次將該書手抄本寄贈至當時的中國中醫研究院，歷史文獻學家王雪苔、馬繼興、錢超塵等經過考證校注和不懈努力，最終使此圖得以再現。

湯液經法圖的實質，就是在陰陽五行理論框架下診病用藥的原理。但是，與現有的辨證論治理論所不同的是，在疾病診斷方面，湯液經法圖側重於八綱辨證中的虛實辨證，以五臟虛實確定病因病機。在組方用藥方面，湯液經法圖側重於藥性理論中的五味，以五味補瀉確定治則治法。而就某一臟腑的病證來說，虛證當補之，實證當瀉之，虛實夾雜則補瀉兼施，輔以化味調之，以此來綜合配伍組方。例如，肝應風應木，風邪外感引起的惡風、頭痛、汗出屬於肝虛為主的虛實夾雜病證，於是以辛味補肝（桂枝和生薑）為主，以酸味瀉肝（芍藥）和甘味調肝緩肝（甘草和大棗）為輔，即成桂枝湯，用以祛風解表，配伍結構為「二辛一酸二甘」。如遇到「項背強几几」的患者，則增加辛味藥麻黃辛溫疏風，增加甘味藥葛根柔筋緩急，即成葛根湯，用以解表舒筋，配伍結構為「三辛一酸三甘」。由此可見，運用湯液經法圖原理識方解方，精準有效，一目了然。

近年來，中國相繼出臺了《中共中央國務院關於促進中醫藥傳承創新發展的意見》、《關於加快中醫藥特色發展的若干政策措施》（國辦發〔2021〕3號）等政策文件，力推中醫藥高質量發展，多次提及應傳承中醫藥精華，強化中醫藥思維。什麼是中醫藥精華？符合整體觀和辨證觀的中醫藥理論就是中醫藥精華。什麼是中醫藥思維？用中醫藥理論指導臨床治療就是中醫藥思維。根據考證，湯液經法圖的起源很可能早於《傷寒雜病論》，它是經方學術的源頭，是組方配伍理論的精華，但由於未能有效傳承，故少見於歷代醫書和本草。所以，它是一個歷史悠久的「新」理論，有不同於主流認識的「新」內容，也就需要「新」認識和「新」研究。

全書採用講稿的方式，對湯液經法圖的基本原理和內容進行講解，採用湯液經法圖理論體系，對至少八十個常用經方、時方的五臟補瀉特點進行分析。全書分為二十五講，首先解讀湯液經法圖的基本原理，接著按照肝木、心火、脾土、肺金、腎水的順序進行各臟腑治療方的解析，並在其中穿插講解五味配伍化合理論、中藥五行屬性、《輔行訣》中的術數內容等，幫助讀者全面理解湯液經法圖的內涵。

當然，對於這個歷史悠久的「新」理論，我們的認識也剛剛起步，會有疏漏，會有錯誤，也需要在不斷的研究和實踐中修訂和完善。希望大家都能關注、學習、理解和運用湯液經法圖，也歡迎大家提出有建設性的學術意見，共同參與到湯液經法圖的學術討論中來，共同發揚傳統中醫藥理論的精華！

本書的出版得到了中國中醫科學院科技創新工程項目（CI2021A00101）和首都衛生發展科研專項（首發 2020-2-2081）的資助，在此致謝！

金銳

二〇二一年六月

第一講

湯液經法圖是什麼？來自哪裡？

從這節課開始，我們正式開始講「湯液經法圖」。

這個圖呢，其實我在中國藥科大學讀本科的時候，大約是二〇〇六年，就見過，但是沒看懂，找了一些解讀和探祕的網路文章，還是沒看懂，所以就給擱下了。讀研究生時，忙得沒時間，也沒顧上再深入研究。直到工作以後，思考問題更加獨立了，敢於破舊立新了，敢於否定之否定了，才算是慢慢有所理解。

所以，在正式講湯液經法圖之前，我先要提醒大家，如果想真正看懂湯液經法圖，一定要敢於破舊立新。破什麼舊？破書本上、課堂上你學到的那些舊。立什麼新？立湯液經法圖的新。

實際上，湯液經法圖很可能比你所學的那些中藥學知識，要更加接近中藥方術的本原。所以，從歷史源流的角度看，湯液經法圖才是源，才是根本。

目前，對於湯液經法圖，我也研究一段時間了，嘗試了幾種方法，發表了幾篇文章，但是仍然感覺剛剛入門，需要學習、思考、領悟的東西還有很多。

接下來，就讓我帶著大家學習一下湯液經法圖。

首先，我們來看一下湯液經法圖，好有個主觀印象。湯液經法圖的手抄版是這樣的（見下圖）。

參考《〈輔行訣五臟用藥法要〉傳承集》，我把它重新畫了

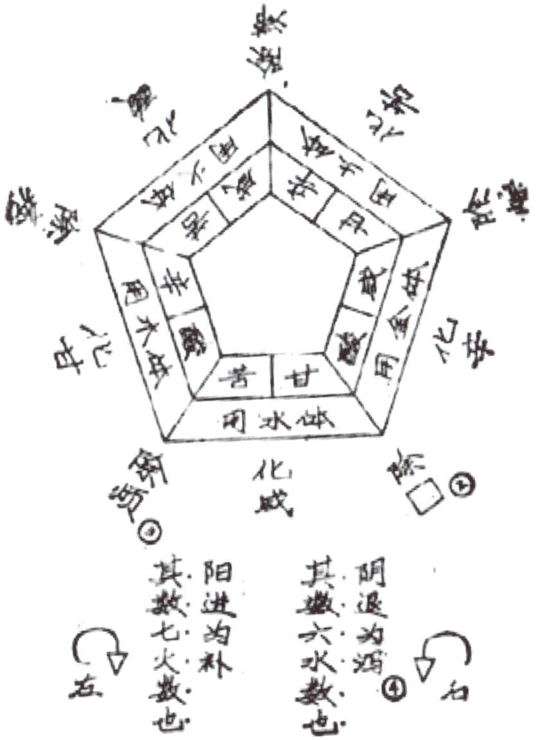

湯液經法圖手抄版

（圖源網路，原圖收錄於馬繼興主編的《敦煌古醫籍考釋》）

一下，變成了這樣（見下圖）。

看了這個圖，大家有什麼感覺嗎？我想，大家剛開始一定有看不懂的地方，感覺必須要有配套文字或案例才能理解。但是至少我們可以看出，這個圖包含有兩個方面的訊息。

第一個方面的訊息，是五味，即辛、鹹、甘、酸、苦。

現有的中藥藥性理論包含的內容很多，有四氣（寒熱溫涼），有五味，有歸經，有升降沉浮，有毒性，而在湯液經法圖裡，只有五味，這說明什麼？說明在所有的中藥藥性理論內容中，最重要的，就是五味。

湯液經法圖

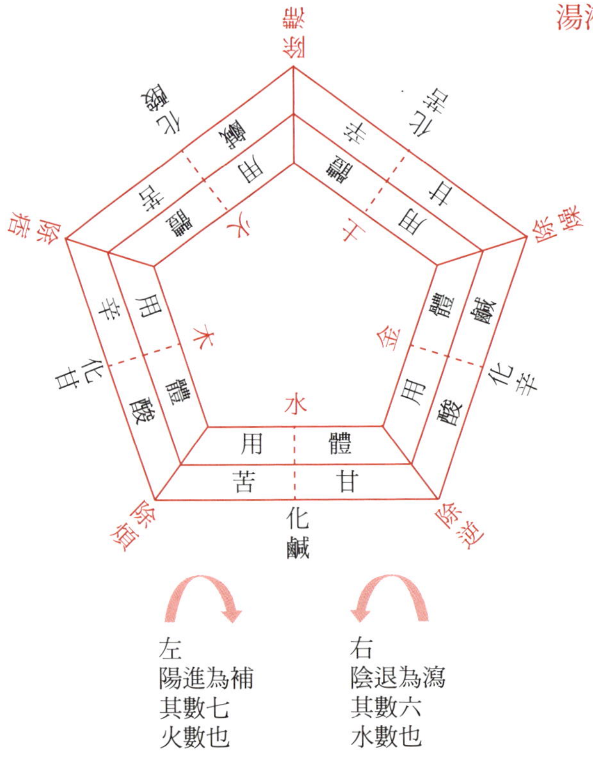

你也可以這樣想，中藥大都是吃進去的，吃到嘴裡的東西，能吃出寒性或熱性嗎？能吃出歸哪個經嗎？能吃出大毒、小毒嗎？都不能。但是一定能吃出味道，比如酸味、鹹味或甜味這樣的味道！

當然了，熱的東西和涼的東西，只是服用溫度的差異，不能代表寒熱藥性。從湯液經法圖包含的五味訊息來看，這個圖與藥有關，與治療有關。

第二個方面的訊息，是五行。

從幾何角度看，湯液經法圖其實是一個五邊形，在這個五邊形的內邊，寫著木、火、土、金、水五個字。這五個字代表什麼呢？代表很多訊息，比如五臟。

中醫學上講，五臟六腑是構成人體的重要臟器，但五臟六腑不僅僅是具體的臟器，還是一個一個的功能模塊，分司著不同的人體功能。其中，五臟包括肝、心、脾、肺、腎。五臟與五行的對應關係是：肝代表木，心代表火，脾代表土，肺代表金，腎代表水。簡單表述就是：肝木、心火、脾土、肺金和腎水。

我們說，二〇二〇庚子年金運太過，肺金和肝木（金剋木）都容易出問題，體現的就是這樣的對應關係。

從湯液經法圖包含的五行、五臟訊息來看，這個圖與病有關，與診斷有關。

所以，湯液經法圖就是一個既與疾病診斷有關，又與治療用藥有關的圖。也就是說，湯液經法圖所代表的是一個完整的診療體系，有什麼樣的病，選什麼樣的藥，都在圖裡面有表示。單這一點，湯液經法圖就把君臣佐使配伍理論甩開好幾條街。

接下來，我們講講這個圖是從哪裡來的。

一個故事，總要有時間、地點和人物三要素。我們這個故事，時間起點是一八九七年，地點是敦煌，人物是一個道士，名字叫做王圓籙。

一八九七年，也就是光緒二十三年，一個名叫王圓籙的道士來到了敦煌莫高窟，並在此定居下來。敦煌，地處中國西北部，現在只是一個並不起眼的小城市，但在絲綢之路盛行的時候，卻是連接東西方貿易的咽喉，是絲綢之路上的明珠。

王道士在敦煌莫高窟住下來，供奉香火，收受布施，並且意外地發現了一個神祕的洞窟，即大家現在熟知的藏經洞（第十七窟），根據王道士自己的說法，藏經洞「內藏古經萬卷」。

是的，藏經洞裡藏有中國傳統的四書五經、經史子集，以及佛教、道教的大量珍貴歷史文物，具體包括壁畫、經卷、絹畫、佛像等，有五萬多件。

想看這些歷史文物的，可登錄「數字敦煌」官方網站查看。

話說回來，這麼多珍貴文物最後哪兒去了呢？大家都知道，在那個時候，神州大地支離破碎，而這麼多的珍貴文物，就是被一批又一批的外國強盜，打著探險、考古和測繪的幌子，連騙帶偷搶走了。

一九〇七年，英國人斯坦因來了，劫走幾十箱，據說打包就花了七天；

一九〇八年，法國人伯希和來了，劫走幾十箱，據說僅經卷就有七千多卷，全是上乘之品；

一九一一年，日本人吉川小一郎來了，劫走十幾箱；

一九一四年，俄國人奧登堡來了，掠奪數量不詳；英國人斯坦因又來了，又掠奪走一部分。

據說，王道士也曾經向當時的知縣和縣令反映過，甚至還給老佛爺寫了密信，但是都沒用。

接下來，重點來了。

一九一八年，一個叫張偓南的醫生，去蘭州探望朋友時順道去敦煌莫高窟參觀，路遇大風，便在王道士家借宿。兩人閒談時，王道士得知張偓南行醫，便將自己藏下的一卷醫書賣給了張偓南。這卷醫書即《輔行訣》，是梁·陶弘景寫的。

張偓南知道這是難得的古書，便將這卷醫書珍藏在家裡，成了代代相傳的家學，並傳給了孫子張大昌，教其治病救人。受家傳影響，加上勤奮好學，張大昌很快就成了小有名氣的民間中醫，還擔任了原河北省中醫研究院的通訊研究員。

一九六五年、一九七四年，張大昌兩次將《輔行訣》手抄本寄送至中國中醫研究院（現中國中醫科學院），希望將其獻給國家，以利後學，挽救時弊。後來，經過王雪苔、馬繼興、錢超塵等文獻大家的不懈努力，這本書才得以刊印流傳。

大家現在就可以在京東、當當網上買到《輔行訣》相關圖書。

在這本張大昌家傳的《輔行訣》裡面，收錄了一些更早時期的醫學內容，這就是我們的主角——湯液經法圖。這個圖被《輔行訣》所引，但不是陶弘景所作。那它是誰作的呢？據傳是伊尹所作，湯液經法圖就是伊尹所著《湯液經法》裡面的配圖。

伊尹是誰呢？伊尹是廚師的祖師爺，被稱為「中華廚祖」。其實呢，伊尹是一個聖人，不僅僅會做飯，而且還懂用藥，撰寫過《湯液經法》，可惜原書已佚。

幸運的是，由於陶弘景的轉載，《湯液經法》裡面的湯液經法圖被保留了下來。在《輔行訣》裡面，陶弘景這樣說：「此圖乃《湯液經法》盡要之妙，學者能諳於此，醫道畢矣。」足見這幅圖的重要性。

這就是湯液經法圖的來歷，不可謂不曲折。假如這個過程中稍有閃失，比如《輔行訣》被外國強盜掠走了，或者王道士沒有將《輔行訣》賣給醫生，抑或張大昌沒有將《輔行訣》獻給中國中醫科學院，抑或沒有人將《輔行訣》校對出版等等，只要有一個閃失，今天這篇文章就不存在了。說真的，想想都覺後背發涼。

試想一下，在英國博物館、法國博物館裡陳列的敦煌文物中，還有沒有中國失傳的重要醫學古籍呢？

所以說，在敦煌藏經洞的數萬珍貴文物被帝國主義列強掠奪這麼多次後，這本書還能傳下來，這張圖還能傳下來，實屬萬幸。我們要好好珍惜，將之發揚光大。

本節課就講到這裡，下次我教大家看懂湯液經法圖的結構。

第二講

透過虛實認識疾病，採用補瀉治療疾病

本節課我們講一下湯液經法圖的結構和內容。

我們一直在說，湯液經法圖是一個完整的疾病診斷和治療的方法學體系，包含了疾病的診斷，也包含了疾病的治療，那這是什麼意思呢？很簡單，醫學的目的，就是認識和治療疾病。不同的醫學，有不同的認識疾病的方法。現代醫學認識疾病，有現代醫學的方法；中醫學認識疾病，有中醫學的方法。

接下來，我們先看看這些方法。

比如說，一個人出現發熱、流鼻涕和嗓子疼等症狀，現代醫學認為，這是由細小的病原體（要麼是病毒，要麼是細菌，要麼是別的什麼）造成的，並且將其定義為上呼吸道感染。對於這個疾病，現代醫學的治療辦法要麼是等待人體免疫力戰勝它，要麼是用一些緩解症狀的藥物，要麼是用一些抗病原體的藥物。這是一個完整的疾病認識和治療體系。

從傳統中醫學角度看，一個人出現發熱、流鼻涕和嗓子疼等，也是外邪侵入機體所致，只不過這種外邪，不是細小的病原體，而是外感六淫，即風、寒、暑、濕、燥、火。這是肉眼看不到的無形邪氣。

也許有人會說，既然看不到，那又是怎麼知道的呢？

這就奇怪了，看不到的東西就不存在嗎？引力就看不到，可引力卻真實存在。風也看不到，可風也依然存在，而且我們可以透過樹葉、塵沙、旗子的變化，來認識風。光分為可見光和不可見光，什麼是不可見光呢？就是你看不到但又確實存在的光波。所以，很多真實存在的東西，我們都是看不見的。

既然看不到，那想要了解這些東西，就只能透過思考了。所以，只有不會思考的人，才會相信看不到的東西就不存在。

想更進一步了解的，可以看看《道德經》、《莊子》，或者《關尹子》，華夏先哲把這

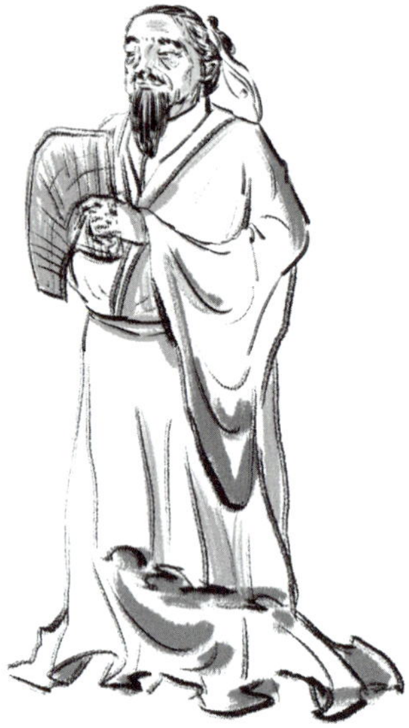

老子

個事說得很清楚，我們就不再展開論述了。

言歸正傳，從中醫學角度看，感冒是由外感六淫無形邪氣引起的，相應地，就採取疏風、散寒、祛暑、化濕、潤燥、清熱等方法來治療。這些邪氣可以單一致病，也可以混合致病。在治療上，如果是風寒感冒，就選用辛溫解表藥或方，如麻黃、桂枝、紫蘇葉、荊芥穗、風寒感冒顆粒、通宣理肺丸等。如果是風熱感冒，就選用辛涼解表藥或方，如金銀花、連翹、柴胡、薄荷、雙黃連口服液、銀翹解毒丸等。

現代醫學和中醫學對感冒的認識和治療，就是上面這個思路，但是湯液經法圖體系不是這樣理解的。

在湯液經法圖裡，所有的疾病都是透過五臟虛實來認識的。五臟有肝、心、脾、肺、腎五個，再分別考慮虛證和實證，一共是十種病證，或者叫做十種疾病狀態。如下：

肝木：肝虛病證、肝實病證

心火：心虛病證、心實病證

脾土：脾虛病證、脾實病證

肺金：肺虛病證、肺實病證

腎水：腎虛病證、腎實病證

注意，這些概念裡面，有些現在很常用，比如說脾虛、腎虛；有些已經不常用了，比如說肝虛、脾實。現在一般理解的脾虛，與這裡的脾虛，相似但不完全相同，大家先理解到這一點就行，具體哪些內容相同，哪些內容不同，等講到具體的方子，就理解了。

既然疾病已經被分類了，那麼相應地，就要採取或補或瀉的方法來治療了。虛證用補，實證用瀉。

肝木：肝虛病證——補肝木

肝實病證——瀉肝木

心火：心虛病證——補心火
心實病證——瀉心火
脾土：脾虛病證——補脾土
脾實病證——瀉脾土
肺金：肺虛病證——補肺金
肺實病證——瀉肺金
腎水：腎虛病證——補腎水
腎實病證——瀉腎水

簡單來說，就是透過虛實認識疾病，採用補瀉治療疾病，虛則補之，實則瀉之。這就是湯液經法圖體系對疾病的認識方法。無論外感病或內傷病，都要納入湯液經法圖體系，也都可以納入這個體系。接下來的所有討論，都是圍繞著這個湯液經法圖體系對疾病的認識方法來展開，請大家理解這個方法，記住肝、心、脾、肺、腎、虛、實、補、瀉這些術語。

接下來，我們用湯液經法圖體系來認識感冒。

剛才說了，從外感六淫角度看，感冒有風邪感冒、寒邪感冒、暑邪感冒、濕邪感冒、燥邪感冒和熱邪感冒。為了大家容易理解，我們就以一種感冒——風邪感冒為例，進行分析。

風邪感冒是哪個臟腑的病呢？是虛證還是實證呢？為了弄清楚這個問題，我們先來看幾段《黃帝內經》的經文。

《素問．五運行大論》載：「帝曰：寒暑燥濕風火，在人合之奈何？其於萬物何以生化？岐伯曰：東方生風，風生木，木生酸，酸生肝，肝生筋，筋生心……」

《素問．陰陽應象大論》載：「帝曰：余聞上古聖人，論理人形，列別臟腑，端絡經脈……四時陰陽，盡有經紀；外內之應，皆有表裡。其信然乎？岐伯對曰：東方生風，風生木，木生酸，酸生肝，肝生筋，筋生心，肝主目……」

《素問．五常政大論》載：「敷和之紀，木德周行，陽舒陰布，五化宣平，其氣端，其性隨，其用曲直，其化生榮，其類草木，其政發散，其候溫和，其令風，其臟肝，肝其畏清，其主目，其穀麻，其果李，其實核，其應春……」

看到了嗎？風邪引起的疾病，應該歸屬於肝，這裡面不僅包括風邪感冒，還包括其他疾病。我們常說的厥陰風木、肝風內動，其實也是提示我們風、木、肝三者的關聯性很高。

那麼，風邪感冒是虛證還是實證呢？這一點，可以根據《輔行訣》的記載來判斷。

在《輔行訣》中有「肝虛則恐，實則怒」的記載，同時肝虛病證的表現有「心中恐疑」、「氣上衝心」、「汗出」、「心悸」、「頭暈目眩」等，肝實病證的表現有「脅痛腹痛」、「頭痛」、「易怒」等。從這些內容來看，惡風、汗出、鼻塞為主的風邪感冒，應以肝虛證為主。

於是，風邪感冒就與肝虛病證對應起來，治療上應該補肝木。具體怎麼補肝木呢？我們接著來看。

根據《輔行訣》的記載，「肝德在散，以辛補之，酸瀉之，甘緩之」。也就是說，補肝木應該選擇以辛味藥為主、甘味藥和酸味藥為輔的組方策略。也就是在湯液經法圖裡，左下角的那個區域（見次頁圖）。

那麼，歷史上治療風邪感冒的中藥複方，是這樣組方的嗎？

是的！比如說，桂枝湯。

桂枝湯是《傷寒雜病論》裡面治療太陽中風的經典方，具有辛溫解表、調和營衛的功效，主治頭痛發熱、汗出惡風、鼻鳴乾嘔、苔白不渴、脈浮緩或浮弱者，臨床常用於治療感冒、流行性感冒、原因不明的低熱等，是一個經典的治療風邪感冒的方子。

桂枝湯的組成是什麼呢？桂枝三兩，芍藥三兩，甘草二兩，生薑三兩，大棗十二枚。其中，桂枝味辛，芍藥味酸，甘草味甘，生薑味辛，大棗味甘。算一下，兩個辛味藥，兩個甘味藥，一個酸味藥。而且，從用量上看，兩個辛味藥的用量之和，是酸味藥用量的兩倍，保證了全方以辛味和甘味為主。

在湯液經法圖的肝木區域（見下圖），辛味在上，酸味在下，甘味在二者之間。我們可以對圖形稍加變換，將肝木區域的辛味、酸味和甘味以如下方式顯示出來（見次頁圖）。

把桂枝／生薑、芍藥、甘草／大棗三組藥物填在這張

湯液經法圖肝木區域

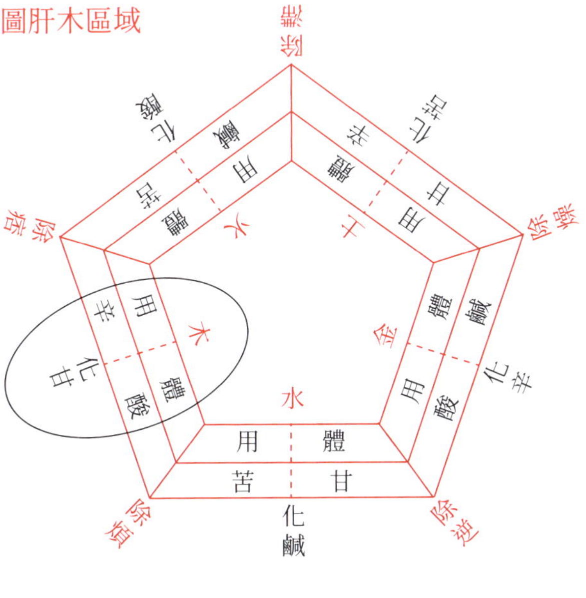

圖裡的辛味、酸味和甘味區域，再標上展示整體方劑補瀉作用的大箭頭（全方以補為主，箭頭順時針；全方以瀉為主，箭頭逆時針），就會得到下面樣子的一張圖（見次頁圖）。

這就是用湯液經法圖所表示的桂枝湯。

一直以來，學術界都在爭論，為什麼桂枝湯裡面要加芍藥呢？一個酸收酸斂的藥，放在一個辛散解表的方劑裡，是何用意？為什麼不放一個苦味清熱藥在裡面？諸如此類問題，如果用湯液經法圖理論體系來解釋，是一目了然的，因為辛補肝，酸瀉肝，辛酸化甘能緩肝，所以我們要用「辛—酸—甘」的組合治療肝虛病證，而不用苦，不用鹹。

這種「辛—酸—甘」的組合，也正是桂枝湯調和營衛的源頭，有補有瀉，有散有收，才能調和。一味地狂補

湯液經法圖肝木區域轉換版

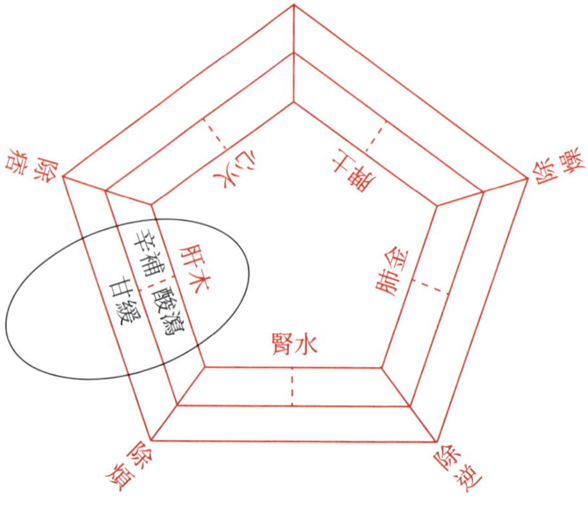

狂瀉，只能是猛攻，沒法調和。就像談判調解，雙方都要有迴旋的餘地才行，單純的一方強勢、另一方讓步，那不是談判調解。從這個角度看，桂枝湯也可以稱為是補瀉兼施。

所以我們說，治療太陽中風表證的桂枝湯，就是一個典型的以補肝木為主、補瀉兼施的治療方劑。這個案例還給我們兩點啟示：第一，湯液經法圖不是虛構的，它有堅實的理論基礎和很高的應用價值；第二，《傷寒雜病論》與湯液經法圖同宗同源，密切相關。

好了，本節課就講到這裡。

桂枝湯配伍原理圖

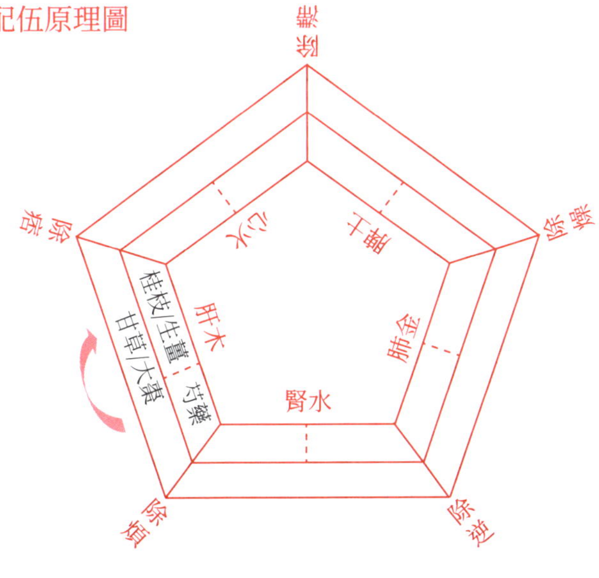

第三講

桂枝湯、葛根湯、川芎茶調散和柴胡疏肝散

在上一節課裡，我們講了湯液經法圖的疾病診療思路，即透過虛實認識疾病，採用補瀉治療疾病，準確地說，是透過五臟虛實認識疾病，採用五味補瀉治療疾病。

什麼是五臟虛實？如肝虛、心虛、脾實、腎實等，就是五臟的虛實。所有的疾病，都可以納入五臟虛實辨證體系來認識，來定位。定位之後就可以採取相應的治療，虛則補之，實則瀉之，很簡單。

例如，風邪感冒屬於肝虛病證，虛則補之，應該採取補肝木的方法治療，簡稱為補肝。

怎麼補肝呢？根據《輔行訣》的記載，「肝德在散，以辛補之，酸瀉之，甘緩之」。其中，

辛味中藥補肝，酸味中藥瀉肝，甘味中藥緩肝。所以，要想補肝，就得以辛味中藥為主，配伍酸味中藥和甘味中藥，代表方就是桂枝湯。

有人可能會問，根據《中國藥典》的記載，桂枝藥性是「辛、甘，溫」，為什麼我們將其定義為辛味藥而不是甘味藥呢？這個問題的答案，我們將在未來的課程中慢慢展開。大家現在只需要記住，中藥可以有多重藥味，但是其中一定有一個主導藥味。桂枝的主導藥味就是辛味。

還有人可能會問，既然是辛味補肝，那我能不能直接單用辛味藥來補肝，不用酸味藥和甘味藥呢？答：能，但是治療上會顯得單一，不夠豐富。

有沒有只用辛味藥補肝的方子呢？當然有，例如麻黃附子細辛湯。本方溫陽散寒解表，用於外寒陽虛證。但是大家想想，真實臨床上，適合單用麻黃附子細辛湯的患者有多少呢？不適合單用麻黃附子細辛湯而需要將之加減或聯合其他方劑的患者又有多少呢？所以，只有複雜的補瀉兼施組方，才能應對臨床上複雜的病證。我們研究湯液經法圖就是為了弄清楚怎樣去組一個應對複雜病證的複雜組方。

好，再說回桂枝湯。桂枝湯是一個由辛味藥、酸味藥和甘味藥組成的補肝之方，準確地說，是「二辛一酸二甘」的補肝之方，由二個辛味藥、一個酸味藥和二個甘味藥組成。大家記住這種表述方式，以後我們會經常用到。

桂枝湯是補肝之方，用於治療出現頭痛發熱、汗出惡風、鼻鳴乾嘔的風邪感冒。那麼，還有沒有其他類似的補肝之方呢？這裡的類似，指的是同樣由辛味藥、酸味藥和甘味藥組成。還有沒有呢？

有的，不僅有，而且很多。我們今天再來講一講其中比較有名的三首方——葛根湯、川芎茶調散和柴胡疏肝散。也許講完以後，大家就會對「辛—酸—甘」的補肝配伍有更深的認識。

首先，我們來看葛根湯。

葛根湯是《傷寒雜病論》中用於治療太陽表證的代表方之一，全方由葛根、麻黃、桂枝、生薑、芍藥、甘草和大棗組成。分析一下藥物組成可知，葛根湯是「辛—酸—甘」的配伍。其中，麻黃、桂枝和生薑味辛，芍藥味酸，葛根、甘草和大棗味甘，這是一個「三辛一酸三甘」的配伍結構。當然，葛根湯本身就包含桂枝湯的成分，是在桂枝湯基礎上，增加了麻黃和葛根而成的。

從應用上看，葛根湯用於「惡風無汗」、「項背強几几」、「欲作剛痙」等症狀，其中，「惡風」提示與風邪致病有關，「項背強」和「剛痙」為肌肉筋脈拘攣所致病證，提示與肝主筋有關。

所以，「三辛一酸三甘」的配伍結構，以及補肝的辛味藥多於瀉肝的酸味藥，決定了葛根湯也是一個典型的補肝之方，在解表散寒的同時，側重於治療外感風邪引起的筋脈拘攣。

按照與桂枝湯一樣的思路，我們把葛根湯填在湯液經法圖中，如下圖。

接著，我們看看川芎茶調散。

川芎茶調散來源於《太平惠民和劑局方》，是治療風邪頭痛的代表方，在《方劑學》中的分類為治風劑裡面的疏散外風劑。從這句話大家就能看出來，如果從湯液經法

葛根湯配伍原理圖

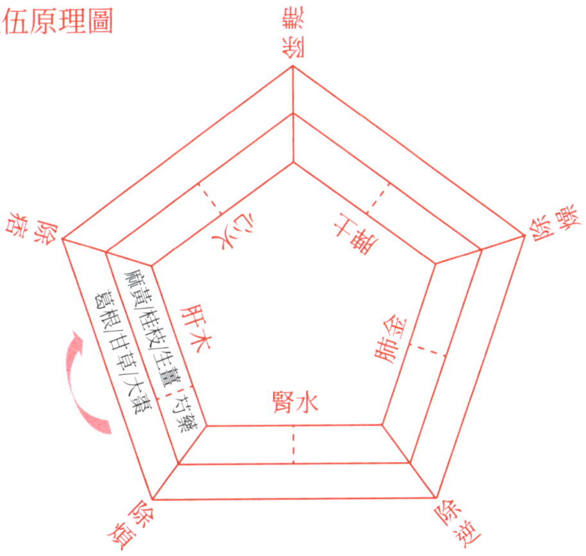

圖角度看，川芎茶調散肯定是用於治療肝木病證的，因為肝木對應風邪。從適應證角度看，川芎茶調散能夠治療的「偏正頭痛、發熱惡寒、頭暈目眩、鼻塞」等，也都是風邪感冒的臨床表現。

從組方上看，川芎茶調散由川芎、荊芥、白芷、羌活、甘草、細辛、防風和薄荷組成。分析一下就會發現，這個組方由辛味藥與甘味藥組成，沒有酸味藥。考慮到辛味補肝，酸味瀉肝，甘味補瀉都能用，所以「辛—甘」配伍形成的組方，一定是補肝之方。其中，川芎、荊芥、白芷、羌活、細辛、防風和薄荷味辛，甘草味甘，這是一個「七辛一甘」的配伍複方，沒有酸味藥。

當然，作為一個以補肝為主又側重於治療頭痛的方子，如果裡面酌情加一兩味酸味藥，例如柔肝止痛的白芍，效果可能更好。

川芎茶調散配伍原理圖

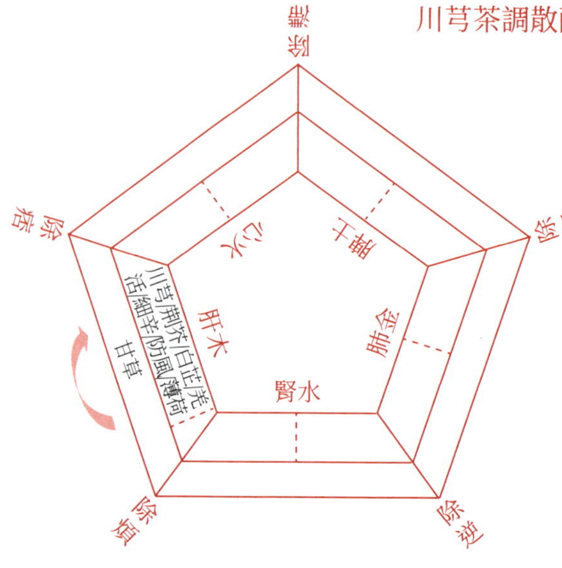

最後，我們來看看柴胡疏肝散。

柴胡疏肝散是《證治準繩》引《醫學統旨》的方子，能夠疏肝解鬱，行氣止痛，用於治療肝氣鬱結證。全方由柴胡、陳皮、川芎、枳實、芍藥、香附和甘草組成，也是「辛－酸－甘」的配伍結構。其中，柴胡、陳皮、川芎和香附味辛，枳實和芍藥味酸，甘草味甘，是一個「四辛二酸一甘」的組方。

柴胡疏肝散的主治證也相對複雜一些，《方劑學》中記載為「脅肋脹痛，脘腹脹痛，噯氣，善太息」，這裡面既有肝虛的表現，也有肝實的表現。哪些是肝虛的表現？哪些又是肝實的表現呢？我們對標一下《輔行訣》裡面的大小補瀉肝湯就知道了。因為大補肝湯治療「氣自少腹上衝咽，呃聲不止」，所以噯氣、善太息就是肝虛的表現。因為大瀉肝湯治療「脅下支滿而痛」，所以胸脅脘腹脹痛就是肝實的表現。

所以，無論是從藥味分布占比看，還是從主治證看，柴胡疏肝散都是一個以補肝為主的方劑，只不過，柴胡疏肝散補瀉兼施的特點比較明顯。

好了，葛根湯、川芎茶調散和柴胡疏肝散的五味補瀉特點講完了。這三個方子，都是以補肝為主的方劑，但卻具有不同的配伍結構和功效側重點。

我們來總結一下。

桂枝湯：二辛一酸二甘，風邪感冒

葛根湯：三辛一酸三甘，風邪感冒伴筋脈拘攣

川芎茶調散：七辛一甘，外感風邪頭痛

柴胡疏肝散：四辛二酸一甘，肝鬱腹痛噯氣

從這四個補肝之方，我們可以得到兩點重要啟示。

第一，補肝方劑的配伍結構不是唯一的。補肝經典方桂枝湯是「辛－酸－甘」的配伍，不代表所有的補肝之方都如此，只要保證辛味藥的主體地位，單用辛味藥或者採取「辛－甘」配伍也都是可以的。

同樣，補肝經典方桂枝湯是「二辛一酸二甘」的配伍結構，不代表所有的補肝之方都必須如此，只要保證辛味

柴胡疏肝散配伍原理圖

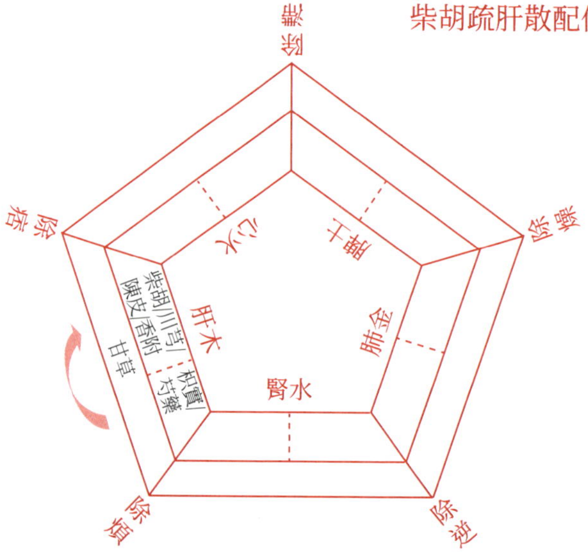

藥的主體地位，「三辛一酸三甘」、「七辛一甘」、「四辛二酸一甘」，甚至其他形式的配伍結構也都是可以的。

第二，採用什麼樣的配伍結構，選擇什麼樣的中藥，實際上與治療目的是息息相關的。不同的主治證，決定不同的方劑配伍結構和選藥。

例如，肝主筋，肝木感受風邪之後就容易出現項背肩頸拘緊不舒的感覺，這個時候，就要增強補肝祛風的力度，增加緩急柔筋的作用，所以可以增加麻黃和葛根。又如，肝鬱氣滯時，脘腹脹滿常見，噯氣不舒常見，這個時候補肝，就不宜用解表溫陽的桂枝，也不宜用宣肺平喘的麻黃，而是應該用理氣消脹的陳皮和香附。

這就是既有原則性，又有靈活性。

好，補肝之方就講到這裡，下節課我們將從另外的角度再來講講桂枝湯的同類產品。

第四講

岐山臊子麵與桂枝湯的「神交」

正式上課之前，我們先複習一下湯液經法圖的疾病診療思路。什麼思路呢？就是透過五臟虛實認識疾病，透過五味補瀉治療疾病。這個很重要，大家要記住。

也許有人會說，這只是內傷病的辨治大綱吧，外感病也適用嗎？

實際上，無處不陰陽，無病不陰陽，外感內傷都是人體陰陽五行的變化，其道一，其治一。外感和內傷只是我們錨定單個人體這個維度的觀察結果，隨著觀察維度的變化，我們會發現外感即內傷，內傷即外感，二者並無本質差異。

南陽張仲景秉承一套理論體系，撰寫出《傷寒雜病論》，後人不能融會貫通，才拆分出以治療外感為主的《傷寒論》和以治療內傷為主的《金匱要略》，這是後學不解前學的表現。

經方不只是用來治療外感病的。《傷寒雜病論》中的桂枝湯，不僅能治療風寒感冒表虛證，還能治療內傷雜病，應用廣泛。從湯液經法圖角度看，桂枝湯就是一個以補肝為主、補瀉兼施的治療方，由辛味藥、酸味藥和甘味藥配伍而成。同類的補肝之方還有葛根湯、川芎茶調散和柴胡疏肝散。

為了讓大家更深入地理解「辛—酸—甘」的配伍結構，我們再來看一個地方美食——岐山臊子麵。

大家吃過岐山臊子麵嗎？吃過的朋友們可以回想一下，這個麵的食材都有什麼。

我們在網上搜到的岐山臊子麵的食材表，一般如下。

麵
五花肉
菜蔬（木耳、豆腐、青椒、馬鈴薯、胡蘿蔔、金針花、蒜苗等）

調料（蔥、薑、鹽、醬油、辣椒、醋、花椒等）

那麼，用這些食材做好的岐山臊子麵是什麼味道的呢？

有人說酸，有人說辣，有人說鹹，都沒錯。百度百科對岐山臊子麵有八個字的總結：湯味酸辣，筋韌爽口。所以，酸辣是重點。而且，為了達到這個酸辣的目的，正宗的岐山臊子麵需要配上岐山當地的岐山醋。

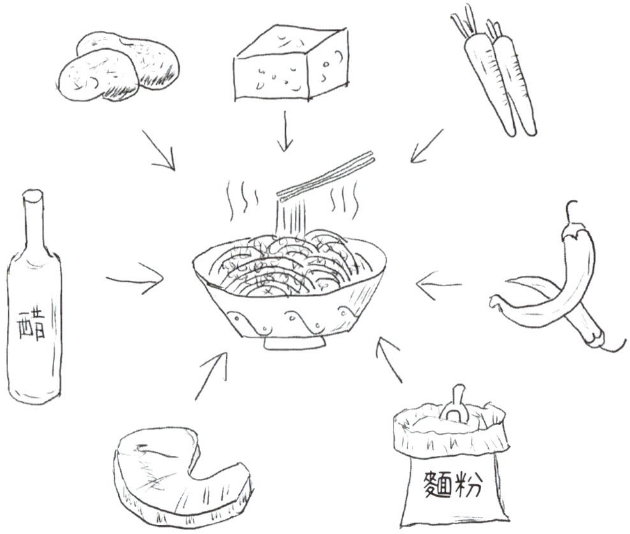

岐山臊子麵

這樣一個酸辣口感的麵條，其實也體現了補肝的配伍方式。其中辣椒味辛，蔥、薑、花椒助辛，醋味酸，辛酸化甘，麵條味甘，同時以煮開的湯水作為載體，剛好形成了「辛—酸—甘」的配伍。

所以，岐山臊子麵與桂枝湯，從五味配伍角度看，其實是一樣的，都是「辛—酸—甘」的配伍。

也許你會說，臊子湯裡有鹽，也有鹹味啊。沒錯！但從湯液經法圖角度看，鹹味是心火的補味，辛味是肝木的補味，根據「子能令母實」的配伍原理，火乃木之子，補火就是補木。所以，鹹味也可以助辛補肝。關於這一點，我們後面還會詳細講到。

這個五味配伍的本質，其實還可以繼續延伸。不只是岐山臊子麵，凡是以酸辣口味為主，同時又含有甘味主食的熱湯水類食物，例如酸辣粉、酸辣疙瘩湯等，其實都是食療版的桂枝湯。

當然，不含有甘味主食、沒有湯水的，例如酸菜魚、酸辣馬鈴薯絲、酸辣白菜、酸辣藕之類的，就要差一些。

如果還有一定要試試孜然辣椒羊肉串加酸奶烤饃的，或者麻辣香鍋加酸菜餃子的，呃，好吧，別吃壞了就行。

既然岐山臊子麵與桂枝湯有如此的「神交」，那麼岐山臊子麵就會具有一些類似桂枝湯的治療作用，比如治療風寒感冒。

桂枝湯能夠用於治療風寒感冒表虛證。風寒感冒表虛證主要表現為怕風、鼻塞、發熱等，但沒有嗓子劇烈疼痛等風熱感冒的表現。以桂枝湯方為基礎開發的中成藥桂枝顆粒和桂枝合劑，其適應證「外感風邪，頭痛發熱，鼻塞乾嘔，汗出惡風」，就是這種感冒的主要表現。

所以，這種感冒初起時，或者出現了這種感冒的輕症時，可以吃岐山臊子麵或酸辣粉試試。不過，請記得放辣椒、放醋，趁熱吃，吃完麵後喝些湯，以微微汗出為宜，切不可大汗，這樣就達到效果了。

對於其他的諸如過敏性鼻炎、寒性蕁麻疹、晨起關節拘攣不利等，岐山臊子麵也會有一定效果。

其實，這就是我們說的食療和食補。

很多人覺得，食補就得吃鮑魚、燕窩、海參、冬蟲夏草。其實呢，根本不必，食補的關鍵其實和治病一樣，在於弄清楚自己的五臟虛實，然後採用當地最常見的食材，進行相應的五味補瀉搭配。

為什麼食療和藥療如此相似呢？

原因很簡單，飲食和湯藥的源頭是一樣的。想想看，《湯液經法》是身為「中華廚祖」的伊尹寫的，這本身就很能說明問題了。

《素問・六元正紀大論》說：「辛未辛丑歲……其化上苦熱，中苦和，下甘熱，所謂藥食宜也。」孫思邈說：「安身之本必資於食，救疾之速必憑於藥。」毛澤東說：「我看中國有兩樣東西對世界是有貢獻的，一個是中醫中藥，一個是中國飯菜。」[1] 由此可見食與藥的密切關係，而食與藥間的橋梁，就是湯液經法圖。

當然，這是藥食同源好的一方面。那不好的一方面呢？不好的一方面就是，如果每天吃飯吃不明白，是要吃出問題的。「以偏致偏」，過食辛鹹甘酸苦，或不食辛鹹甘酸苦，都要出問題。

如果我們能弄清楚每一種食材的五行屬性，我們就能像分析藥物處方一樣，精準分析飲食搭配的致病和治病問題。

這就是中醫中藥博大精深的原因，它不僅是一門治病救人的學問，也是把治病救人與

1 中央文獻研究室科研部圖書館。毛澤東人生紀實[M]。南京：鳳凰出版社，2011: 1397。

萬事萬物聯繫起來的學問。只有這種級別的整體觀，才是大道。

另外，如果自己在某一個時間段，非常喜歡吃某一種食物，那麼與此對應，身體也會存在相應臟腑功能的虛實變化。正因為存在或虛或實的缺陷，所以身體才會本能地對有益於調整虛實的食物和味道給予正反饋，簡單來說就是愛吃某個食物，根據五味補瀉關係，可以分析找到其本質原因。感興趣的朋友們，可以試著自己分析分析。

好，這次課就講到這裡。

第五講

「體用」是什麼意思？與補瀉是什麼關係？

前幾節課，我們試著從湯液經法圖的角度分析了桂枝湯、葛根湯、川芎茶調散、柴胡疏肝散和岐山臊子麵的配伍結構。它們的共同點是，均以補肝為主，用辛味補肝，酸味瀉肝，甘味緩肝。

有人說，咦，金老師，在湯液經法圖裡面，左下角的那個肝木的區域，並沒有寫著辛補肝和酸瀉肝，只是寫著體、用和酸、辛啊。這個怎麼理解呢？

好，我們今天就來講講「體用」這一對哲學概念。

首先，我們說明一下，前面講到的「辛補肝，酸瀉肝，甘緩肝」，不是直接來源於湯液經法圖，而是來源於《輔行訣》對於湯液經法圖的解讀。

其中，對於肝木疾病的治療，原文表述如下：「陶云：肝德在散，故經云：以辛補之，酸瀉之。肝苦急，急食甘以緩之。適其性而衰之也。」

什麼意思呢？前面說過，《輔行訣》是陶弘景撰寫的，但其中的湯液經法圖並非他所作，而是引自伊尹的《湯液經法》。《湯液經法》裡面記載了肝木疾病的治療原則，即「以辛補之，酸瀉之。肝苦急，急食甘以緩之」。於是，陶弘景想，為什麼這樣配伍呢？噢，因為肝木的作用就是升散，所以要用辛味補肝（辛散），用酸味瀉肝（酸斂），用甘味緩肝急（甘緩）。選擇辛味、酸味和甘味，其實都是順著肝木升散的屬性而定的。

湯液經法圖的肝木區域

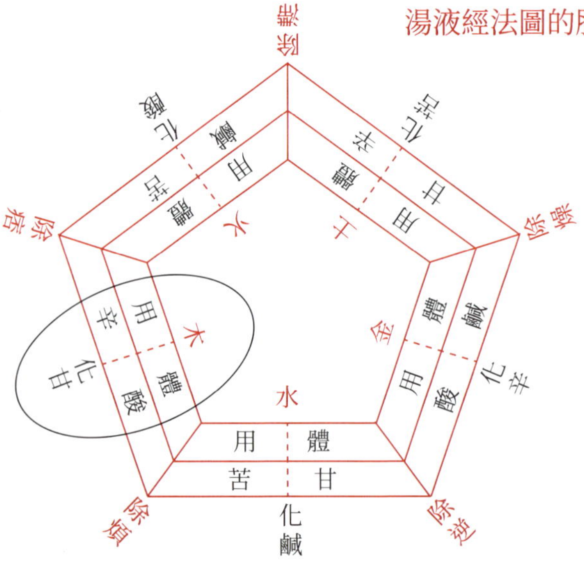

所以，《輔行訣》裡的這段話，是陶弘景一邊引用《湯液經法》的原文，一邊解釋這樣配伍藥味的原因。

凝練一下這段話，其實就能得到肝木疾病的治療原則：辛補、酸瀉、甘緩。

同樣地，如果我們把《輔行訣》裡面關於肝、心、脾、肺、腎五臟的治療原則的文字表述都摘錄出來，列在五臟虛實病證的後面，就可以分別得到五臟虛實病證的治則治法，如下。

肝木：肝虛病證——補肝木——辛補肝
肝實病證——瀉肝木——酸瀉肝
虛實病證——緩肝木——甘緩肝

心火：心虛病證——補心火——鹹補心
心實病證——瀉心火——苦瀉心
虛實病證——收心火——酸收心

脾土：脾虛病證——補脾土——甘補脾

脾實病證——瀉脾土——辛瀉脾
虛實病證——燥脾土——苦燥脾

肺金：
肺虛病證——補肺金——酸補肺
肺實病證——瀉肺金——鹹瀉肺
虛實病證——散肺金——辛散肺

腎水：
腎虛病證——補腎水——苦補腎
腎實病證——瀉腎水——甘瀉腎
虛實病證——潤腎水——鹹潤腎

從上可以看到，每個臟腑都包含有補味、瀉味和調和之味三種藥味，這就形成了十五種治療方式。大家要記住這個關係，這種五味補瀉關係在後面的具體方劑分析中會經常用到。

再強調一下，這種藥味配伍方式，是直接從《輔行訣》的文字表述中提取出來的。湯液經法圖中各個臟腑的匹配藥味，寫的不是補瀉，而是「體用」。

梳理了《輔行訣》的文字記載之後，我們就會發現，所有補五臟的藥味，都與湯液經法圖中的「用」對應；所有瀉五臟的藥味，都與湯液經法圖中的「體」對應。

那麼，什麼是「體用」呢？

體用，其實是一對哲學概念，經常出現在早期的中國傳統文化裡。有學者研究發現，體用的哲學概念萌芽於先秦，流行於魏晉，成熟於宋明，泛用於近代。什麼是「體」呢？「體」是指實際存在。什麼是「用」呢？「用」是指內在潛能。

簡單地看，我們可以把「體用」理解為一個事物的本體和功用。本體是外界對我的輸入和塑造，功用是我對外界的輸出和影響。就像是一個充電電池，它的功用是向外輸出電能，但是呢，在向外輸出電能之前，它必須得自己有電能，得先讓外界對它輸入電能。所以，充電的過程就是「體」，放電的過程就是「用」，兩者是對同一個充電電池的方向相反的操作。

明白了充電電池以後，我們把肝、心、脾、肺、腎五臟想像成五塊充電電池，五臟的「用」就是對外放電，補味就是幫助五臟發揮功用，所以「用」對應的是補味。同樣，五臟的「體」就是對內充電，瀉味就是幫助五臟補充本體，所以「體」對應的是瀉味。

如果還不明白呢，就單獨想想肝木的「體用」。肝木代表生發，代表發散。什麼藥味能幫助發散呢?對，是辛味。吃了蔥、薑和芥末，都會有辛辣上頭的感覺，這就是蔥、薑、芥末的辛散作用。什麼藥味能減少發散呢?對，是酸味。酸味收斂，減少發散，減少了發散，就保存了實力，充實了本體，就可以為下一次發散做準備。

所以，「用」對應的就是補味，「體」對應的就是瀉味。

當然，中醫理論還有其他關於「體用」的認識，例如《景岳全書》就有「心肺……陰體而陽用也，大腸小腸……陽體而陰用也」的表述，也是描述的本體與功用的辯證關係。

理解了之後，我們就可以把圖中的「體用」換成「補瀉」，稍作調整，變為湯液經法圖補瀉版，這樣更好理解。細心的同學會發現，前面講過的肝木治療方桂枝湯、葛根湯、川芎茶調散和柴胡疏肝散，就是用這張圖的肝木區域展示的。實際上，用湯液經法圖展示各個方劑的組方配伍時，我們都是在次頁圖這個補瀉版的基礎上進行的。

接下來，我們再來看看這張圖。

我們說，湯液經法圖的本質，就是透過五臟虛實認識疾病，透過五味補瀉治療疾病，這是一個完整的疾病診斷和治療的閉環。

而且，湯液經法圖採取的五味補瀉，並不像《中藥學》教材那樣，為每個臟腑指定一個對應的藥味，而是突破了這個限制，為每個臟腑設計了三個藥味，即前面提到的補味、瀉味和調和之味（簡稱「調味」）。其中，調味還會因臟腑不同而有不同的名字。對於肝，是「緩肝」；對於心，是「收心」；對於脾，是「燥脾」；對於肺，是「散肺」；對於腎，是「潤腎」。調味可以與補味組合，幫助治療相應臟腑的虛證，也可以與瀉味組合，幫助治療相應臟腑的實證，補瀉都能用。

這樣，組方配伍的方式就被極大地擴展和豐富了。單一臟腑的疾病，可以用三種藥味來組方；如果涉及子母臟或者是多臟腑的疾病，那組方就會更加豐富。

反過來說，同一藥味的中藥，並不只針對單一臟腑，而是會作用於多個臟腑。比如辛味藥，補肝的時候可以

湯液經法圖補瀉版

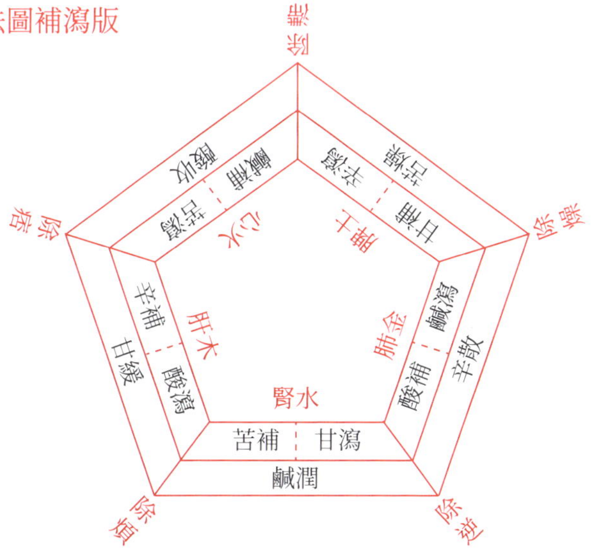

用，瀉脾的時候可以用，散肺的時候還可以用。比如甘味藥，補脾的時候可以用，瀉腎的時候可以用，緩肝的時候還可以用。

所以，在湯液經法圖中，同一個藥味會出現三次。從前面那個圖就可以看出來，相同的藥味可能會以不同的身分在不同的臟腑區域出現。

給大家舉兩個實際例子。

比如，生薑這個辛味藥，具有解表散寒、溫中止嘔、化痰止咳的作用，一方面能夠用於風寒感冒，另一方面能夠用於胃寒嘔吐和寒痰咳嗽。

生薑用於風寒感冒，能夠解表疏風，實際上就是用它補肝的作用。如桂枝湯裡面用生薑，用的就是它補肝的作用。

同時，生薑用於胃寒嘔吐，能夠祛痰濕，實際上就是用它瀉脾的作用——止嘔祛痰濕是最經典的瀉脾作用。《傷寒雜病論》裡面的小半夏湯就用了半夏和生薑，是典型的辛味瀉脾之方。

再比如，麻黃這個辛味藥，具有解表散寒、宣肺平喘、利水消腫的作用，既能夠用於風寒感冒，也能夠用於氣喘咳嗽。

麻黃能夠解表祛風，用於風寒感冒就是用它補肝的作用，麻黃湯、葛根湯裡面用麻黃就是這個意思。而且，麻黃的辛味要強於桂枝，所以對於無汗表實的風寒感冒，桂枝的力度是不夠的，需要用麻黃。

那麼，治療氣喘咳嗽呢？

麻黃能夠宣肺平喘，治療氣喘咳嗽用的就是它散肺的作用。這一點，從宣肺的「宣」字上就可以有所體會。宣散，宣通肺氣，明顯是一種發散疏通的意思，這就是辛味藥的作用。所以，經典名方麻杏石甘湯中的麻黃，其作用就是散肺。清肺排毒湯及射干麻黃湯中的麻黃，其作用也是散肺。蘇黃止咳膠囊裡面的麻黃，其作用還是散肺。

所以，麻黃的辛味，既可以補肝，也可以散肺，有表證就解表，沒有表證就平喘。單純的風寒表實證可以用麻黃，單純的肺逆咳喘也可以用麻黃。

這也就是我們說的中藥多功效的特點，從湯液經法圖的角度看，一目了然。

好，這次先講到這裡，下次我們講三個瀉肝之方。

第六講

介紹三個經典的瀉肝方

前幾節課我們給大家講了幾個補肝之方，分別是桂枝湯、葛根湯、川芎茶調散和柴胡疏肝散，希望大家對基於「辛－酸－甘」配伍形成的補肝方有所理解。這節課呢，我主要給大家介紹幾個經典的瀉肝之方。

說到瀉肝，大家可能會想，咦，臨床現在不就有現成的瀉肝之方嗎？臨床常用的瀉肝之方名叫龍膽瀉肝湯（丸），但是呢，龍膽瀉肝湯（丸）裡面的「瀉肝」，指的是瀉肝火，清肝膽濕熱。這種功效，並不是湯液經法圖體系的瀉肝功效。所以，從湯液經法圖角度看，龍膽瀉肝湯（丸）並不是經典的瀉肝之方，至於它的五臟補瀉特點是什麼，我們以後再講。

這個例子，再一次告訴我們，湯液經法圖蘊含的五臟補瀉涵義，與目前一般使用的補脾、補腎、瀉肝等概念並不完全一樣，有相似之處，但區別更多。

實際上，從湯液經法圖角度看，瀉肝方的組成，與補肝方是一樣的，也是由辛味藥、酸味藥和甘味藥組成，只不過瀉肝方不是重用辛味藥，而是重用酸味藥。在一首以瀉肝為主的治療方中，酸味藥占據主導地位。下面，我們就來看看。

首先，我們來學習一下《輔行訣》裡面小瀉肝湯與大瀉肝湯的組方與功效。

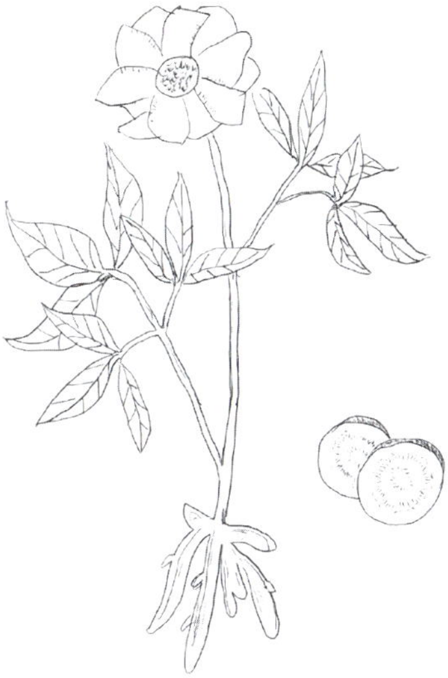

芍藥

小瀉肝湯：枳實三兩、芍藥三兩、生薑三兩。治肝實，兩脅下痛，痛引少腹迫急，時乾嘔者方。

大瀉肝湯：枳實三兩、芍藥三兩、生薑三兩、黃芩一兩、大黃一兩、甘草一兩。治頭痛，目赤，多恚怒，脅下支滿而痛，痛連少腹迫急無奈者方。

從組方上看，小瀉肝湯和大瀉肝湯都是以酸味藥（例如枳實、芍藥）為主的組方，或者用黃芩與大黃配伍苦鹹化酸。從功效上看，小瀉肝湯與大瀉肝湯都是止痛方，能夠治療脅痛、脅下痛、腹痛、頭痛，而且還能治療目赤與易怒。其中有一個詞，「恚怒」，其實就是怨恨憤怒的意思，現在比較少用了。

從組方以酸味藥為主，以及功效以緩解腹痛、脅痛為主這兩個條件看，很自然就能想到《傷寒雜病論》裡面的一個經典方——芍藥甘草湯。

芍藥甘草湯，由等量的芍藥與甘草組成，用於四肢或脘腹等處的攣急疼痛，也是有名的止痛方。從湯液經法圖角度看，「肝德在散，以辛補之，酸瀉之，甘緩之」，由酸味藥和甘味藥組成的芍藥甘草湯，恰好是一個典型的瀉肝之方（見下圖）。

芍藥甘草湯配伍原理圖

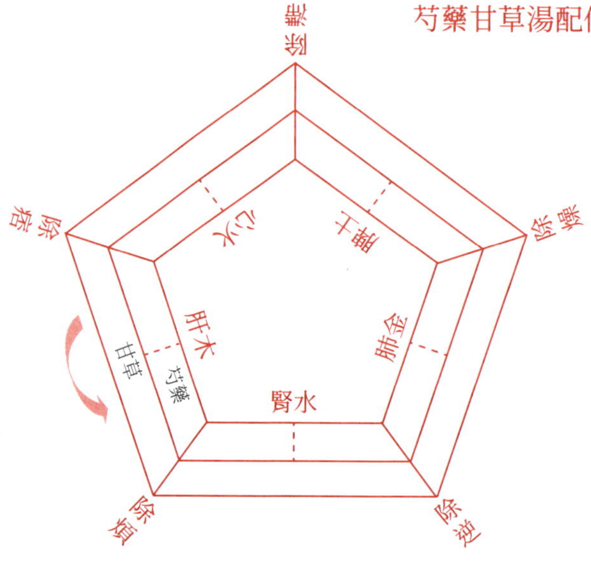

臨床上，芍藥甘草湯及其加味的衍生方常用於各種疼痛性疾病，包括腹痛、肌肉關節痛、頸椎痛、神經性疼痛、痔瘡術後疼痛、癌性疼痛等，還可以用於腓腸肌痙攣、腰扭傷、中風肢體攣痛、腿抽筋、腳攣急、痿證、顫證、不寧腿症候群等各種痙攣性疾病，被稱為「解痙止痛第一方」。從中醫理論看，肝主筋，筋脈疾病為肝木所主，要從肝論治。

大家記住了芍藥甘草湯這個方子，也就記住了肝實病證的臨床表現和瀉肝的經典配伍組方形式。

芍藥甘草湯的升級版，其實就是四逆散。

四逆散由等量的柴胡、枳實、芍藥和甘草組成，是《傷寒雜病論》中用於治療少陰病的代表方，用於「四逆，其人或咳，或悸，或小便不利，或腹中痛，或泄利下重者」。一直以來，大家都把四逆散與四逆湯對比學習。四逆散用於肝鬱氣滯型的手足不溫，而四逆湯用於心腎陽虛型的手足不溫，二者有顯著的區別。

《方劑學》教材上講，四逆散用於肝鬱氣滯證或者陽鬱厥逆證，這其實都是為了更好地與「四逆」匹配而設定的。如果真的以肝鬱氣滯或陽鬱為主，那麼要想改變這種氣滯，必須得行動起來衝破鬱滯才行，就必須得用衝破鬱滯的方劑，必須得用辛味藥辛散辛行，但是從藥味上看，四逆散組方中的芍藥是酸味，枳實是酸味，柴胡也暫且定義為酸辛之味（後面會重點講），如此多的酸味藥，如此收斂的藥性，怎麼能堪當衝破鬱滯的大任呢？換句話說，如果真的是肝鬱氣滯或陽鬱形成的「四逆」，為什麼不用川芎、木香、桂枝、香附、陳皮這樣的辛味發散、疏散的中藥呢？所以，這樣的定義是值得思考的。

反過來看，如果四逆散是一個以酸味為主的方劑，那麼主治證裡面的咳嗽、心悸、腹痛、泄瀉都能得到解釋，因為酸味可以斂肺止咳，斂陰定悸，柔肝止痛，澀腸止瀉。由於柴胡還有一定的辛味，辛酸化甘，再加上甘草，整個方子也會表現出較明顯的甘味，這就可以利小便。如此一來，方證的相符度就會比較高。

那麼，酸味方劑與「四逆」之間的聯繫，怎麼解釋呢？

實際上，很多人都會同時出現抽筋和手腳冰涼，常見的腓腸肌痙攣的影響因素也包括受寒，而預防和緩解抽筋的方法就包括保暖。很多關節屈伸不利的患者，以及足痿不能行走的患者，也都有手腳冰涼的症狀，所以筋脈痙攣與手腳冰涼是有相關性的。各種類型的急慢性筋脈拘攣性疾病，都會影響血液循環，從而影響肢體末端的血液供應和溫度調節，出現「四逆」的表現。所以，用酸味藥瀉肝柔肝，緩解筋脈拘攣，從而改善手腳冰涼的表現，從邏輯上完全說得通。

不過，這種類型的手腳冰涼，可能不宜定義為「肝氣鬱滯」，定義為「筋脈不舒」或「脈絡阻滯」可能更合適。這種病機下的症狀，使用芍藥甘草湯或其他以酸味藥為主的組方治療可能就顯得更為合理。

說了這麼多，其實就是想讓大家記住，芍藥甘草湯與四逆散都是典型的瀉肝之方，定位都在肝木（見下圖）。

接下來，我們再講一個瀉肝方——當歸芍藥散。

當歸芍藥散，也是《傷寒雜病論》裡面的方劑，現在認為其能夠養肝調脾，調理氣血，用於肝脾氣血虛證。肝脾氣血虛證臨床表現為脘腹疼痛，或小腹疼痛，或腹中急痛，或綿綿作痛，同時還伴有脅肋脹痛、飲食不振、大便不調、頭目眩暈、情志不暢、四肢困乏等一系列表現。《傷寒雜病論》對當歸芍藥散的記載是「婦人腹中諸疾痛，當

四逆散配伍原理圖

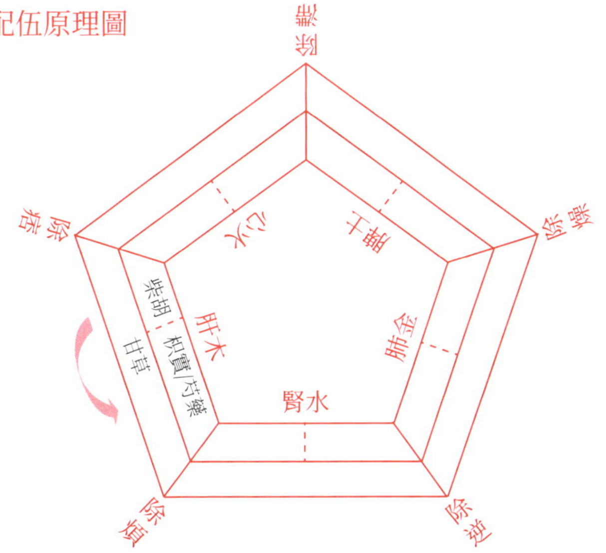

歸芍藥散主之」。由此可見，當歸芍藥散是一個止痛專方，準確地說，是婦科疾病的止痛專方。

這樣一個止痛專方，其治療症狀又是脘腹痛和脅肋痛，又是脈弦，又是情志不暢的，所以肯定是作用於肝木的，而且是一個以瀉肝為主的治療方。

從組成上看，當歸芍藥散由當歸三兩、芍藥一斤、川芎半斤、茯苓四兩、白朮四兩和澤瀉半斤組成。這裡面既有辛味藥當歸和川芎，也有酸味藥芍藥，還有甘味藥茯苓，以及苦味藥白朮。至於澤瀉，根據《輔行訣》二十五味藥精的記載，是「火中土」的代表藥物，藥味為鹹味。所以，別看當歸芍藥散內只有六味中藥，它可包含了辛味藥、酸味藥、甘味藥、苦味藥和鹹味藥，真可謂是五味俱全。

那麼，這個五味俱全的方劑，作用特點究竟是什麼呢？

其一，在這個方劑裡面，數目最多的是辛味藥，如當歸和川芎，共二味。用量最大的是酸味藥，如芍藥，其用量是一斤，高於其他任何一味中藥，甚至高於當歸和川芎這二味辛味藥的用量總和（當歸三兩，川芎半斤即八兩，加起來還不到古制一斤）。所以，這個方劑裡面，芍藥是主藥之一。

其二，我們後面會專門講到，湯液經法圖還包含了一種五味配伍轉化關係，就是兩個藥味配伍轉化為另一個新藥味。例如辛酸化甘、鹹苦化酸、甘辛化苦、酸鹹化辛和苦甘化鹹。現在我們不展開，大家現在只需要借用這個理論來分析當歸芍藥散使用澤瀉的目的就行了。

前面我們說過，澤瀉是一個鹹味藥，其主要功效是清濕熱，利小便。很多人不禁會想，有這樣功效的一味中藥，為什麼會出現在當歸芍藥散這樣一首養肝調脾的方子中呢？其實呢，這需要從功效和藥味兩方面來看。

從功效上看，澤瀉清濕熱利水，茯苓祛濕健脾利水，白朮燥濕，所以當歸芍藥散具有一定的祛濕利水的能力，可以用於婦科經水相關的疾病，例如月經不調、惡露不盡等。從藥味上看，澤瀉是一個鹹味藥，白朮是一個苦味藥，鹹苦化酸，可以得到酸味，恰好與當歸芍藥散主藥芍藥的酸味一致，可以增強解痙止痛的作用。

這樣一來，當歸芍藥散全方中的酸味力量就得到了加強，並且形成了「酸—辛—甘」的配伍結構，專於瀉肝。

我們再來仔細看一下，當歸芍藥散由六味中藥組成，是「二辛一酸一甘一苦一鹹」的配伍結構，苦鹹化酸以後，就變成了「三酸二辛一甘」的配伍結構，這就進一步加強了酸味的力量，成了徹底的補瀉兼施、以瀉肝為主的治療方（見下圖）。

好，三首瀉肝方就講到這裡。

再提醒大家一下，關於當歸芍藥散裡面的五味配伍轉化，我們後面還會遇到，也會專門講到。

最後，簡單總結一下我們前幾節課講的肝木治療方。

肝木病證先分虛實，肝虛病證以風邪感冒、表虛自汗、肝鬱噯氣為主，肝實病證以腹痛脅痛、筋脈拘攣為主。肝木治療方的選藥以辛味藥、酸味藥和甘味藥為主，補肝用辛，瀉肝用酸，補瀉兼施則辛酸同用，甘味藥常用。我們講到的以補肝為主的治療方包括桂枝湯、葛根湯、川芎茶調散和柴胡疏肝散，以瀉肝為主的治療方包括芍藥甘草湯、四逆散和當歸芍藥散，其中，大部分都是補瀉兼施的

當歸芍藥散配伍原理圖

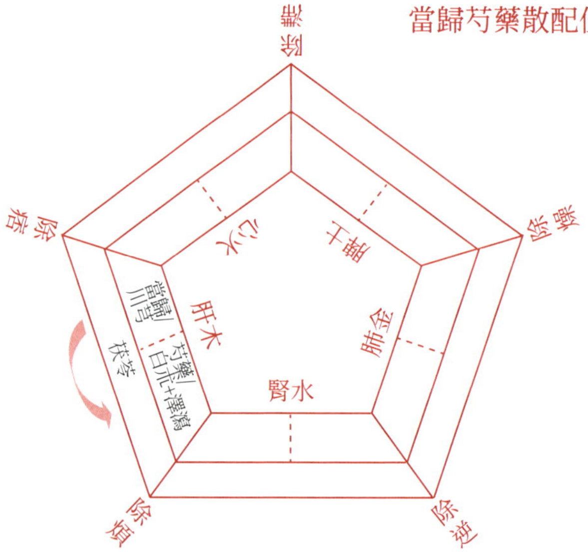

治療方，只有川芎茶調散、芍藥甘草湯為純補純瀉的治療方，大家可以自己多思考思考。

本節課就到這裡，下節課我們講一下心火病證及其治療方。

第七講

三黃瀉心湯與梔子豉湯

肝木病證的治療方講完了，從本節課開始，我們說說心火病證的治療方。

首先，我們再一次呈上湯液經法圖補瀉版（見次頁圖）。

這是我們畫的一張轉換「體用」概念後的湯液經法圖。透過這張圖，我們能很直觀地看出哪一臟的疾病應該選取什麼樣的藥味配伍來補瀉治療。

也許有人會問，金老師，為什麼你要首先講肝，其次講心呢？

其實原因也很簡單。在地球上，四季變化順序是：春→夏→秋→冬，六氣主氣的順序是：厥陰風木→少陰君火→少陽相火→太陰濕土→陽明燥金→太陽寒水。無論是哪一種順序，對應在五臟，都是肝木↓心火↓脾土↓肺金↓腎水。這是大自然的時間流動規律，是無法逆轉的客觀規律。

當然，在電影《天能》(Tenet) 裡面，這個規律被逆轉了。不過，如果大家看過這部電影就會發現，電影是好看，但那是假的，邏輯上有硬傷。如果真的按照熵增熵減原則逆轉，逆轉後的那個人，不光有要戴面罩呼吸的問題，還有曾經吃進去的用來降低人體熵值的三明治，在已經排出來之後，需要按照原來的路徑再往回走的問題。你想想，人體的進口和出口完全對調，已經消化吸收入血進入細胞的胺基酸，按原路返回變成原來的食物態，這怎麼可能呢？

所以，時間流動是無法逆轉的，人也不可能脫離世界，讓世界逆轉，人再繼續向前，這本身就違反了「天人相應」的基本規則。假如真的可以透過熵增熵減來逆轉時

湯液經法圖補瀉版

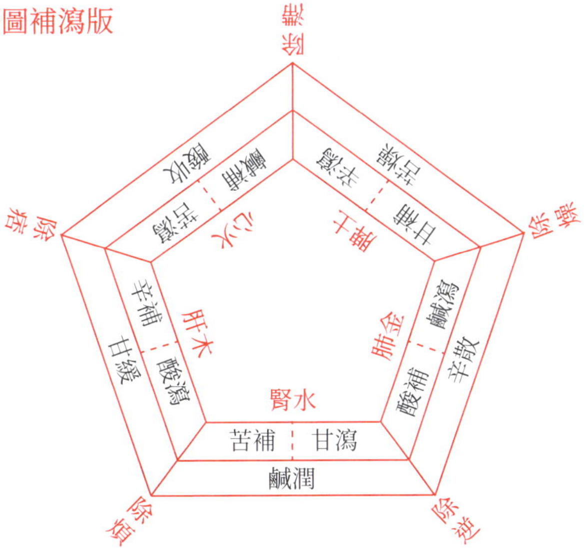

間，我們認為，也不是一定要按照原來的路徑，而是可以透過其他路徑。下次有導演想再拍這個題材的影片時，其實可以從「天人相應」這個角度入手。

言歸正傳，既然大自然存在肝木↓心火↓脾土↓肺金↓腎水的客觀變化規律，那我們也這麼講。

在湯液經法圖中，如果以左下角為起點順時針看，也就是這樣的規律。

好，接下來我們正式開始講治療心火病證的方子。

既然是講心火的補瀉方，那麼自然就有「補心」和「瀉心」的區別。想想我們平常熟悉的中藥方劑或中成藥，是不是有一些方劑的名字裡就包含了上述二個詞語呢？是的！比如說，三黃瀉心湯、半夏瀉心湯、天王補心丹、補心氣口服液等。

值得注意的是，這些方劑或中成藥的功效，並不都是湯液經法圖裡面的瀉心或補心的功效。原因有以下兩點：

其一，湯液經法圖從歷史上某一個時期開始就逐漸淡出主流並失傳了（有研究說魏晉時期就已失傳，也有說法認為宋代民間還有殘存），一直到《輔行訣》的公開出版才又重現。也就是說，湯液經法圖不是連續傳承的，中間有過很長時間的斷檔。所以，自然而然地，這段時期內的中藥方劑也不可能是以湯液經法圖體系來命名的。之前我們也講過，湯液經法圖的五臟補瀉概念，與現在常說的補脾、補腎有一定的關係，但並不完全等同。

其二，就拿剛才的幾首方劑來看，天王補心丹和補心氣口服液，都不是經典的補心之方，從現在的中藥功效角度看，它們一個側重於養陰，一個側重於補氣。半夏瀉心湯呢，也不是經典的瀉心之方，大家看看《方劑學》教材裡面，半夏瀉心湯以及生薑瀉心湯、甘草瀉心湯都屬於調和腸胃的和解劑。它們治療的心下痞，現在一般認為是胃脘滿悶，「心」只是一個用來進行定位的概念。

在上面提到的幾個方劑或中成藥裡，半夏瀉心湯、天王補心丹和補心氣口服液都不符合湯液經法圖的補瀉涵義，唯獨三黃瀉心湯符合湯液經法圖的補瀉涵義。

這是為什麼呢？

首先，我們來看看**三黃瀉心湯**的功效。

從功效角度看，三黃瀉心湯能夠清熱解毒，瀉火通便，用於治療三焦熱盛所致的咽喉腫痛、牙齦腫痛、目赤腫痛、心煩口渴、尿黃便祕等。現代中成藥三黃片、一清膠囊等，實際上都是以三黃瀉心湯為底方。

但是，三黃瀉心湯並不只是一個清熱解毒的方子，它原本的主治證也不只是這些。在《金匱要略》裡，記載三黃瀉心湯的原文為：「心氣不足，吐血，衄血，瀉心湯主之。」而這一點，恰好符合《輔行訣》裡面對心氣實的認識，即「心胞氣實者，受外邪之動也。則胸脅支滿，心中澹澹然大動，面赤目黃，喜笑不休，或吐衄血；虛則血氣少，善悲，久不已，發癲仆」。

可以看到，這裡面有「面赤目黃」，有「吐衄血」。由此可知，從湯液經法圖體系看，治療面赤目黃和吐衄血的三黃瀉心湯，真的是在瀉心。

接著，我們看看藥味組成。

三黃瀉心湯由三味藥組成，分別是大黃、黃連和黃芩。從《中國藥典》可以查到，大黃的藥性是苦、寒，黃連的藥性是苦、寒，黃芩的藥性還是苦、寒。不過，湯液

湯液經法圖心火區域

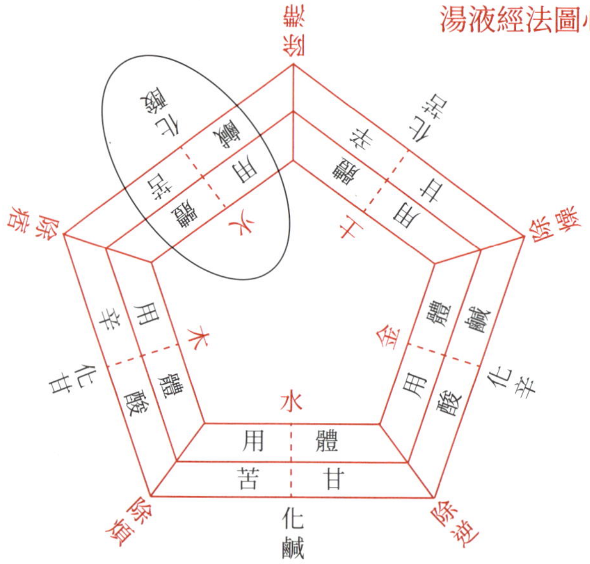

經法圖體系並不這樣認為。在湯液經法圖的五味理論中，黃連、黃芩是苦味藥，而大黃是鹹味藥。

遵循這個理論，由二個苦味藥和一個鹹味藥組成的方子，是「二苦一鹹」的配伍結構，符合心火病證的治療選藥。同時，從苦味藥多於鹹味藥這一點來看，功效是以瀉心為主的。

所以，三黃瀉心湯這個方子，「瀉心」的名稱很準確，組方用藥也很準確。

與此同時，大家也可以看到，心火病證的補味是鹹味，瀉味是苦味，調味是酸味。所以，組一個瀉心的方子，可以選擇苦味藥和鹹味藥，並保證苦味藥在全方中占有主導地位。當然，也可以選擇苦味藥和酸味藥，不選鹹味藥。有沒有這樣的方子呢？有的！代表性的就是梔子豉湯。

梔子豉湯也是《傷寒雜病論》裡的經方，由梔子和淡

三黃瀉心湯配伍原理圖

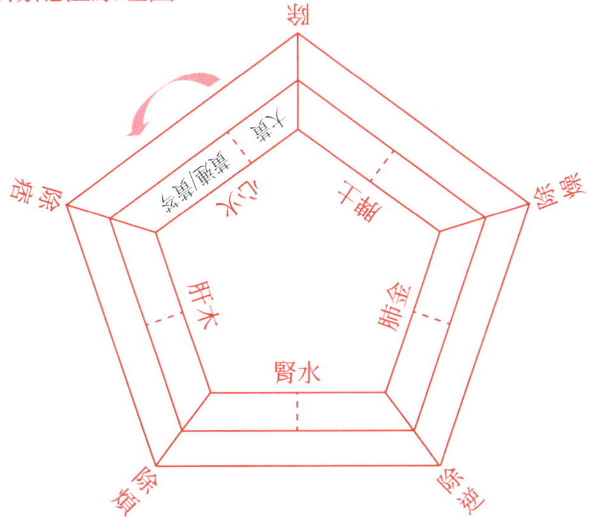

豆豉組成，其中梔子味苦瀉心，淡豆豉味酸收心，一瀉一收，構成了經典的瀉心之方，用於治療虛煩不得眠。

所以，組方用藥的藥味確定了之後，可選的組合方式、可用的組方中藥其實不止一種。

好，接下來，我們再重點說說大黃的鹹味。

對於大黃是鹹味藥這件事，可能有很多人不理解。大家會疑惑，既然《中國藥典》都認定大黃是苦味藥，《神農本草經》都標示大黃是苦味藥，為什麼你就一定要標新立異，認為大黃是鹹味藥呢？

大家還記得我們在第一講裡提到的兩個詞嗎？「破舊立新」和「否定之否定」。如果想真正走近湯液經法圖，就把你以前學的一些東西忘了吧。

我給大家舉一個例子，我在北京中醫藥大學讀研究生時，課題研究就是中藥藥性理論，我們把《神農本草經》裡所有中藥的四氣和五味整理出來，建了資料庫，然後採用一種叫做關聯規則分析的數學方法研究了這些四氣和五味之間的關係。結果發現，最常見的四氣為寒、平和熱，最常見的五味是苦、甘和辛，而且從機率統計上看，最常見的四氣五味組合，完美地構成了苦寒、甘平和辛熱三種固定關係。

這個發現說明了什麼呢？我當時想，其實至少說明一點，那就是四氣五味的分布是不均衡的，有些多，有些少，而且有一些屬性之間並不獨立，存在關聯性。

但是，當看到《輔行訣》裡面關於中藥藥性的記載之後，我猛然發現，我之前的那些研究也許還能說明另一個問題，那就是：目前我們能看到的現存最早的本草書籍《神農本草經》，也許是已經傳抄了很多年的藥性記載，而不是最早的藥性理論。這其中有錯簡，有遺漏，有演變，有不完善，並造成了藥性分布的不均衡。

那麼，《湯液經法》裡面是怎樣記載的呢？

根據《輔行訣》的記載，《湯液經法》認為「天有五氣，化生五味，五味之變，不可勝數」。為了展示這種五氣生五味的過程，陶弘景列出了二十五味示例中藥，稱為「藥精」。其中對於鹹味藥的記載為：「味鹹皆屬火，旋覆花為之主。大黃為木，澤瀉為土，厚朴為金，硝石為水。」

這句話的其中一個意思是說，旋覆花、大黃、澤瀉、厚朴和硝石這五個中藥為鹹味藥，屬火。

我們認為，這種表述方式可能是更為本原的藥性理論，一則是這種藥性理論直接與陰陽五行這樣更高層次的理論相連接，二則是這個理論中的五行五味對應具有更好的均衡性和邏輯自洽性，三則是採用這個理論來解讀經方配伍，符合度極高。

上面「大黃為木，澤瀉為土」的表述，說的是同一藥味中不同中藥的各自特點，也就是「五味之變」。這個理論我們放到以後說。今天大家先記住，這五個中藥是鹹味藥。

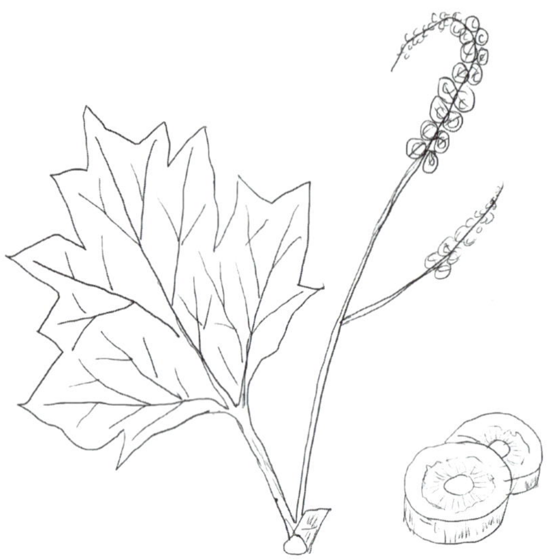

大黃

所以，一個中藥的真實滋味與功效藥味，在最開始的時候一定是相匹配的，是合二為一的。古代聖人也許正是憑著這種特點，透過藥物生長環境、藥材的象，結合口嘗藥味，來確定中藥的功效。而在後來的傳承過程中，由於理論失傳、品種混亂和品質降低，才出現了真實滋味與功效藥味不匹配、相互分離的情況。

如果真的是這樣，那麼現在的藥性記載一定有一些內容與本原內容相同，也一定有一些內容已經發生了變化，而大黃，就是那個發生了變化的中藥，它的本原藥味是鹹味而不是苦味，五行屬性是火中木。

其實，只要找一塊大黃，用開水泡一段時間後嘗一下就能知道，大黃真的沒有那麼苦，不像黃連和黃芩那麼苦。

所以，希望大家重新認識中藥的藥味，這也是後面一系列分析的基礎。好，今天就講到這裡。

第八講

說說安宮牛黃丸

上節課我們講了經典的瀉心之方，三黃瀉心湯和梔子豉湯，它們的組方用藥完全符合治療心火病證所用的「苦瀉－鹹補－酸收」的配伍模式。為了加深印象，本節課我們再說一個以瀉心火為主的方子，那就是安宮牛黃丸。

說起安宮牛黃丸，大家都不陌生，都知道它是好藥。但是呢，我們常說，用得好才是真的好。安宮牛黃丸是好藥，但是如果用得不好，也會有明顯的不良反應。所以，什麼驚蟄、夏至和冬至節氣吃安宮牛黃丸的說法，完全是無稽之談。

關於安宮牛黃丸，只有一句話：這是一個針對高熱驚厥、神昏譫語的急危重症搶救用藥。

從湯液經法圖角度看，安宮牛黃丸是一個典型的「辛苦除痞」治療方，以苦瀉心為主，辛補肝為輔，為什麼這麼說呢？

根據藥品說明書的描述，安宮牛黃丸的功能主治為「清熱解毒，鎮驚開竅。用於熱病，邪入心包，高熱驚厥，神昏譫語；中風昏迷及腦炎、腦膜炎、中毒性腦病、腦出血、敗血症見上述證候者」。

從「邪入心包」可以看出，安宮牛黃丸的功效定位在心。從「高熱驚厥，神昏譫語」可以看出，這是一個以實證為主的病證。

為什麼是以實證為主呢？

根據《輔行訣》的記載，心實病證的表現包括「面赤」、「喜笑不休」、「心中澹澹然大動」、「胸脅支滿」、「吐衄血」等。對比安宮牛黃丸的主治證，「面赤」與高熱樣容貌接近，「喜笑不休」與譫語接近。「心中澹澹然大動」和「胸脅支滿」類似於心悸心慌和胸口緊、堵得慌的感覺，這在敗血症高熱昏蒙患者中比較常見。敗血症所謂的「毒血症狀」就包括心動過速和心律失常。對於腦梗塞患者來說，心慌和胸悶也是常見症狀。吐衄血呢？這個就更好理解了，腦出血是一種出血表現，腦膜炎可有出血性皮疹，敗血症也會引起出血，這些都是安宮牛黃丸的主治證。其實，在《溫病條辨》裡第一次出現安宮牛黃丸，就是在溫病發斑的治療論述中。這裡的「發斑」，就是出血性的斑疹或紫癜。

所以，從功能主治角度看，安宮牛黃丸所治療的病證，就是心實病證。既然是治療心實病證，當然要以苦味瀉心為主，所以在安宮牛黃丸裡面，可以看到大量的苦味藥，準確地說，是苦寒性的清熱解毒中藥，包括黃連、黃芩、梔子等，當然，還有最重要的一味藥，牛黃。

當然，對於高熱驚厥和神昏譫語這樣的病證，一定不是單一的心火問題，而是複雜病證，複合問題，比如說，還會涉及肝木。

為什麼會涉及肝木呢？其一，肝木與心火是子母關係，肝木生心火，肝、心兩臟容易同時出現問題。我們常聽到的「心肝火旺」，其實就是兩臟同病共病的表現。其二，驚厥這個症狀，與肝有關。病機十九條中即有「諸風掉眩，皆屬於肝」、「諸暴強直，皆屬於風」的記載。眩暈、顫動、強直、驚厥這些症狀，都是肝與風的問題，也就是常說的「肝風內動」。其三，高熱神昏的病機多為「痰熱上阻心竅」，其治需開竅醒神，祛痰開竅，此目標只有辛散、辛沖、辛行的藥味才能實現，而補肝之味恰好就是辛味。

所以，治療高熱驚厥、神昏譫語的安宮牛黃丸，是一個同時作用於心和肝兩個臟腑的方子，是一個治療心肝複合病證的方子。對於心火，要瀉心，用苦瀉心；對於肝木，要補肝，用辛補肝。兩者結合起來，剛好是「辛苦除痞」的意思。這個組方治療策略，對應在湯液經法圖中，就是下面這個區域（見下圖）。

大家注意，這是我們第一次講湯液經法圖五邊形外側的功效，也就是透過子母臟相鄰藥味的聯用，實現「辛苦除痞」、「鹹辛除滯」、「甘鹹除燥」、「酸甘除逆」和「苦酸除煩」的目標。

當然，如果有心的話，大家會發現，上面這五種功效配伍，其實也可以在同一個臟腑內實現。比如「辛苦除

辛開苦降除痞

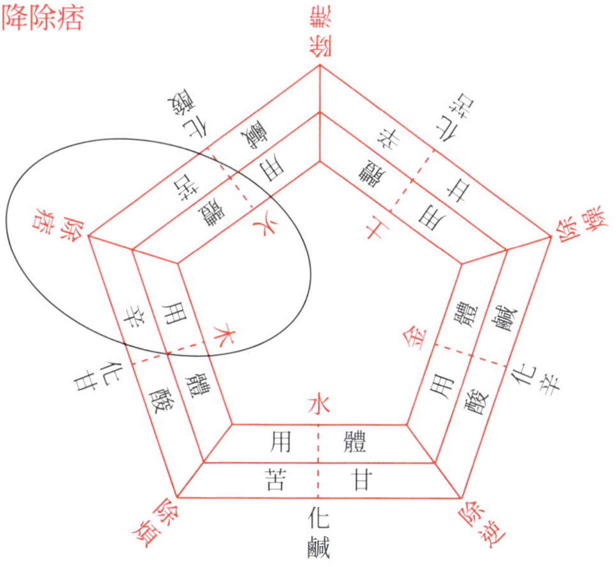

痞」，也可以在脾土的治療組方中體現，用辛味瀉脾，苦味燥脾，剛好可以產生瀉脾的功效，也可以除痞。還有我們上節課講的梔子豉湯，其實也是一個「苦酸除煩」的經典方。

這個現象說明，湯液經法圖展示了一種內涵非常豐富的配伍大法，而且內部邏輯是自洽的。這裡面有太多的內容可以挖掘和思考。

好，接下來我們就詳細分析一下安宮牛黃丸這個方子。

安宮牛黃丸的君藥是牛黃，注意，不是人工牛黃，是天然牛黃。我們分析方劑的配伍原理時，一律不用人工產品，而是用天然藥物。

安宮牛黃丸是以苦瀉心為主的處方，它的君藥牛黃也是一個苦味藥。雖然現在《中國藥典》標示的牛黃的藥性是甘、涼，但是從性狀描述上看，牛黃「氣清香，味苦而後甘，有清涼感，嚼之易碎，不黏牙」，這裡面有苦味。同時，《神農本草經》記載牛黃為「味苦、平」，《中藥大辭典》、《中華本草》均記載牛黃為「苦、甘，涼」。所以，我們認為，牛黃的苦味是肯定的。

其實，關於牛黃的藥味，我們可以再換個角度來看。牛黃是牛的膽結石，源於膽汁，而動物的膽汁一般是苦味的，對吧?所以，無論是功效藥性，還是法象藥性，牛黃都是苦味的。

更進一步講，肝膽相表裡，肝木的補味是辛味，牛黃也有清香之氣和清涼感，也能豁痰開竅，所以牛黃應該是苦、辛味的中藥，或者說其屬性是「水中木」。

單就這一點看，牛黃是安宮牛黃丸中當之無愧的君藥，一個藥就辛、苦兼具，就能辛苦除痞。

除了君藥牛黃，安宮牛黃丸中還有苦味藥黃連、黃芩、梔子，以及水牛角和朱砂。

其中，水牛角比較特殊，這個藥除了苦味，應該還有鹹味，是苦、鹹兼具的中藥，專治心火病證。其實水牛角是替代品，原方用的是犀角，犀角是什麼藥性呢？《全國中草藥匯編》寫的是：苦、酸、鹹，寒。對照湯液經法圖心火病證的治療藥味（苦瀉心，鹹補心，酸收心）你就會發現，用犀角這個藥治療心火病證是多麼貼切啊！

另外，朱砂也比較特殊，它也是苦、鹹之味兼具的中藥。而且朱砂這個藥，有必要好好說說。現行《中國藥典》標示的朱砂的藥性是「甘，微寒；有毒」，但是我們看看朱砂的功效主治，「清心鎮驚，安神，明目，解毒。用於心悸易驚，失眠多夢，癲癇發狂，小兒驚風，視物昏花，口瘡，喉痺，瘡瘍腫毒」，你覺得這還有一點甘味藥的樣子嗎？

沒有，真的一點都沒有。所以，從功效上看，朱砂肯定是治療心火病證的中藥，能夠鎮驚定悸，能夠安神明目，可對應於大小補心湯所治療的「虛煩」、「怔忡如車馬驚」等。而且，朱砂本就是一個紅色的礦物藥，紅色代表心火，味鹹皆屬火，故朱砂有鹹味。同時，《吳普本草》記載朱砂味苦，《輔行訣》也記載朱砂為「水中火」。味苦皆屬水，味鹹皆屬火，這不就正好是苦味和鹹味嗎？所以，我們認為，朱砂應該是苦、鹹味的中藥，以苦為主，也適合用於心火病證的治療。

好，既然是瀉心火，那麼除了苦味藥，也要配伍一些酸味藥和鹹味藥。剛才提到的水牛角和朱砂，擔任了鹹味藥的角色，那麼酸味藥呢？安宮牛黃丸中的酸味藥是什麼呢？對！就是珍珠，珍珠是酸、鹹味的中藥。

這就是安宮牛黃丸裡面，主要作用於心火病證的治療用藥，牛黃、黃連、黃芩、梔子、水牛角、朱砂、珍珠。

說完了心火，我們來說說肝木。

既然是「辛苦除痞」，那麼除了瀉心火的苦味，一定還有補肝木的辛味。

之前我們講過，辛味的代表藥有桂枝，有生薑，有麻黃。不過，這些辛味藥主要是用來解表的，祛痰濕的作用不足，辛散開竅的作用就更不足了。那麼，哪些辛味藥具有良好的辛散開竅的作用呢？對！就是各種香辛料，各種富含揮發性成分的香辛料。

比方說，麝香。

大家知道自然狀態下最香的東西是什麼嗎？對，是動物麝的香囊。這個香囊裡面的分泌物，就是麝香。麝香有多香呢？我們沒法將之量化，但是我們可以從側面感受一下。現在幾乎所有的帶有香味的洗髮水、沐浴露、洗手液、洗滌劑、香水等，都是添加了化學香精的。而這些化學香精有一個共同的名稱，即人工合成麝香類物質。

當然，過度使用這些人工合成麝香類物質，會造成生態環境的汙染，會造成大量水體環境出現雌激素／雄激素活性。這個大環境的變化與現在的乳腺癌和不孕不育的高發有沒有關係呢？值得深入研究。感興趣的朋友，可以去看看我們之前寫過的一些關於人工麝香的文章。

言歸正傳，麝香是真的香，是典型的辛溫藥，能夠開竅醒神，治療熱病昏迷、中風痰厥等急危重症。這也是安宮牛黃丸用麝香的最主要原因。

除了麝香，安宮牛黃丸裡面還有其他一些辛味藥，例如冰片和鬱金。

冰片是開竅藥這個事，我幾乎在各大有關合理用藥的講座上都會說。為什麼要反覆說？因為這個開竅藥現在被添加在許多治療心腦血管疾病的中成藥裡，用在各種非竅閉的患者身上，而且還是長期服用。這就叫做藥不對證，這就叫做藥重病輕，這是要出問題的。

至於鬱金，就是普通的辛、苦味的植物中藥，能夠清心涼血，也能夠疏肝解鬱，也可以算是一個「辛苦除痞」的中藥。只不過，與牛黃比起來，鬱金這兩方面的作用都比較弱罷了。因為功效比較弱，所以適合病情不那麼嚴重的疾病。可見，每個藥都有自己的位置，猶如每個人都有自己的舞臺。

最後，關於雄黃這個藥，目前的各種資料有不一致的地方，我們姑且按照辛味藥對待吧，以後有機會我們再細說。

好，上面我們詳細地分析了安宮牛黃丸的組方配伍情況。接下來，我們把安宮牛黃丸填在湯液經法圖裡，見次頁圖。

安宮牛黃丸以苦瀉心為主、辛補肝為輔的治療思路一目了然。其一方面瀉心，治療高熱血熱譫語；另一方面補肝，治療痰迷竅閉神昏。

其實，吳鞠通在《溫病條辨》裡論述安宮牛黃丸時，也表達了類似的觀點。看懂本節課內容的同學，讀完這段論述，一定有一種「英雄所見略同」的感覺。現在將原文摘錄如下，供大家參考學習。

「此芳香化穢濁而利諸竅，鹹寒保腎水而安心體，苦寒通火腑而瀉心用之方也。牛黃得日月之精，通心主之神。犀角主治百毒，邪鬼瘴氣。真珠得太陰之精，而通神明，合犀角補水救火。鬱金草之香，梅片木之香，雄黃石之香，麝香乃精血之香，合四香以為用，使閉錮之邪熱溫毒深在厥陰之分者，一齊從內透出，而邪穢自消，神明可復也。黃連瀉心火，梔子瀉心與三焦之火，黃芩瀉膽肺之火，使邪火隨諸香一齊俱散也。朱砂補心體，瀉心用，合金箔墜痰而鎮固，再合真珠、犀角為督戰之主帥也。」

好，本節課就到這裡。

安宮牛黃丸配伍原理圖

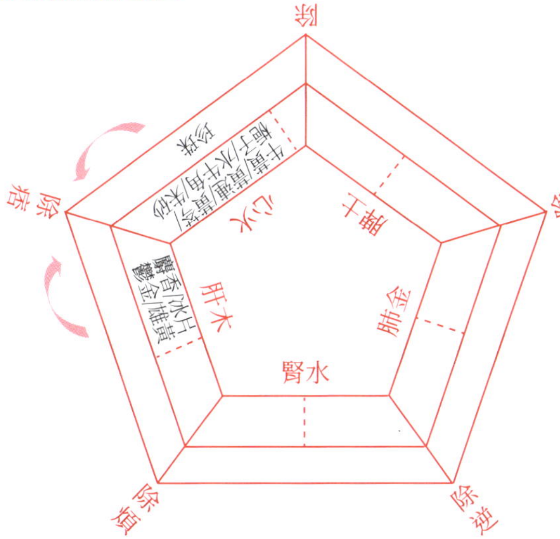

第九講

黃連阿膠湯是補心還是瀉心？

上一節課我們講了安宮牛黃丸的補瀉特點，簡單來看就是「辛苦除痞」，具體一點就是苦瀉心為主，辛補肝為輔。從第二節課講的桂枝湯開始，到葛根湯、川芎茶調散、四逆散、當歸芍藥散，再到三黃瀉心湯、梔子豉湯，再到安宮牛黃丸，大家可以感覺出來，安宮牛黃丸是比較複雜的一個組方，組方中藥數量多，藥味亦豐富。

說到這，我們稍微跑題一下。大家都知道，我們經常說「這個方子有六味藥」，一般指的就是方子中有六種中藥。但實際上如果從真正的五味角度看，就不是六味了，需要合併同類項。

例如，現在的安宮牛黃丸由牛黃、麝香、黃連、黃芩、梔子、雄黃、水牛角、朱砂、冰片、珍珠和鬱金組成，不算金箔，一共是十一種中藥。但是從真正的藥味上看，只有苦、辛、鹹、酸四種，以苦味和辛味為主。

按照這個思路，桂枝湯含有辛、酸和甘三種藥味，三黃瀉心湯含有苦和鹹二種藥味，梔子豉湯含有苦和酸二種藥味。所以，四種藥味組成的方子，已經算是比較複雜的了，當然還有更複雜的，那就是五味俱全，比如我們前面講到的當歸芍藥散。

好，為了加深大家的印象，今天我們再來講一個心火病證的治療方。這個方子就是黃連阿膠湯。

要說**黃連阿膠湯**，就要從它的功效主治說起。

黃連阿膠湯是幹什麼的呢？首先，我們來看看《方劑學》教材。在教材中，黃連阿膠湯屬於安神劑，屬於安神劑中的交通心腎類方劑。黃連阿膠湯的功效呢，也是「清熱育陰，交通心腎」。這裡面有兩點需要展開來說。

第一，「清熱育陰」這個功效描述，並不是很常見，它最常見的同義詞為「養陰清熱」。所以，什麼養陰、補陰、滋陰、育陰，其實意思都是差不多的。中醫藥標準化工作裡面，中藥功效術語的標準化，也是很重要的一方面。為什麼要標準化？因為處方用藥是一個專業技術工作，需要「書同文，車同軌」，這樣才能避免很多誤解。

大家看看現在的中成藥說明書就知道，內涵基本相同的同一個功效，描述方法可以有很多種，這就會給臨床合理用藥埋下隱患，造成不必要的重複。雖然中醫藥進行的是個體化的治療，治療方案可以個體化，但治療理論應該是統一的，不宜個體化。

第二，「交通心腎」這個功效描述，也不是很常見，而且只對應於失眠、心煩這一類疾病，也只有黃連阿膠湯、交泰丸等少數幾個方劑具有這種功效，特定性非常強。與此類似的還有桂枝湯的「調和營衛」，小柴胡湯的「和解少陽」。能稱得上「調和營衛」的，也就只有桂枝湯類方；能稱得上「和解少陽」的，也就只有小柴胡湯類方。

這說明，這種功效描述的適用範圍很窄，並不是這些方劑最本質的功效內涵。要弄清楚這些方子究竟是什麼功效內涵，與哪些方子相同或相近，就必須要從這些詞彙中走出來，用更為本質的視角來認識它們。

我們探索研究湯液經法圖的目的，就是要用這個理論體系把所有的中藥方劑串起來，找到它們的本質內涵。

好，接下來，我們繼續分析黃連阿膠湯的本質內涵。

先來看黃連阿膠湯的主治證。在《傷寒雜病論》中，黃連阿膠湯用於治療「少陰病，得之二三日以上，心中煩，不得臥」。在《方劑學》中，黃連阿膠湯可治療「心中煩，不得眠，多夢，口乾咽燥，或汗出，或頭暈，或耳鳴，或健忘，或腰痠，舌紅，少苔，脈細數」。馮世綸在《解讀張仲景醫學——經方六經類方證》中認為，黃連阿膠湯的辨證要點是「虛煩心悸不得眠，手足心熱，或下利便膿血者」。黃煌在《經方100首》中認為，黃連阿膠湯方證的突出表現是「虛性的興奮失眠」，其現代應用包括熱病後失眠、各種出血、下利膿血便、神經症、高血壓、膀胱炎、尿道炎、腸炎、直腸潰瘍、濕疹、慢性咽炎、慢性口腔潰瘍、甲狀腺功能亢進症、尋常型銀屑病（牛皮癬、乾癬）、小兒腦炎高熱不退、室性期前收縮（心室性早期收縮）和頑固性失音等。

同時，我們看看《輔行訣》有關大小瀉心湯和大小補心湯的主治證記載。

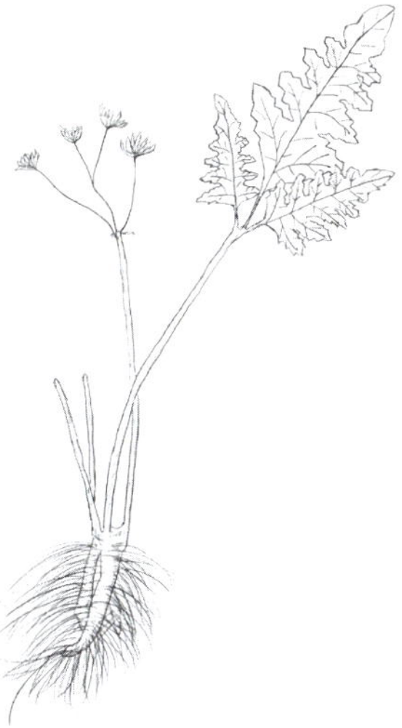
黃連

小瀉心湯：心氣不足，吐血衄血，心中跳動不安。

大瀉心湯：心中怔忡不安，胸膺痞滿，口中苦，舌上生瘡，面赤如新妝，或吐血、衄血、下血。

小補心湯：血氣虛少，心中動悸，時悲泣，煩躁，汗出，氣噫，脈結。

大補心湯：心中虛煩，懊怔不安，怔忡如車馬驚，飲食無味，乾嘔氣噫，時或多唾，其人脈結而微。

這樣一對比，我們發現，似乎黃連阿膠湯與小補心湯和大補心湯的主治證更為接近。比如說，小補心湯的「煩躁」，大補心湯的「心中虛煩」，都提到了「煩」，這是《傷寒雜病論》對黃連阿膠湯主治證最主要的描述，而大、小瀉心湯都沒有提到「煩」。再如，小補心湯的「汗出」、「心中動悸」，也出現在黃連阿膠湯的主治證中。

但是，黃連阿膠湯的主治證，也有與小瀉心湯和大瀉心湯的相似之處，最典型的就是「下血」。《解讀張仲景醫學——經方六經類方證》、《經方100首》等資料顯示，黃連阿膠湯可以治療下利膿血便，甚至其他的一些出血證，這與大瀉心湯、小瀉心湯的主治證之吐血、衄血和下血非常接近。可見，黃連阿膠湯的五味補瀉定位並不那麼清晰。

實際上，如果我們只看大瀉心湯、小瀉心湯和大補心湯、小補心湯的主治證就會發現，其實兩者本身就有相似之處。例如，小瀉心湯的「心中跳動不安」與小補心湯的「心中動悸」，大瀉心湯的「怔忡不安」與大補心湯的「怔忡如車馬驚」。這說明，哪怕是看似相反的病證類型，也有可能表現出相似的症狀。我們不能單純依靠症狀來用藥，而是要綜合各種病證表現，確定出病因病機，根據病因病機來用藥。

請大家記住，中醫處方用藥的最本質依據，不是症狀，而是導致症狀的病因病機。單純依靠症狀來用藥，會有誤診誤治的風險。

那麼，怎麼判斷病因病機呢？這就需要多方面的考慮，需要抓主要矛盾，需要從症狀以外的訊息入手進行判斷。

接下來，我們就試著分析一下黃連阿膠湯主治證的病因病機。

分析病因病機，就要回答這兩個問題：導致一個疾病發生的因素有哪些？出現一組症狀的核心原因是什麼？回答了這些問題，就明確了病因病機。

黃連阿膠湯主治證的核心要素，是虛熱，是一種虛性的病證狀態，這一點，很多資料

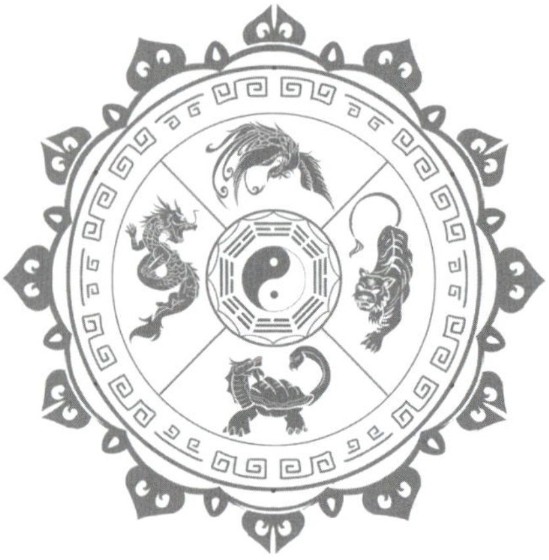

四象

都有論述。比如說，黃煌在《經方100首》中提到的「虛性的興奮失眠」。這種虛證，是與瀉心之方所治療的實熱證狀態所對立的。

虛證往往不是疾病的急性期，所以黃連阿膠湯常用於熱病後期、慢性感染性疾病、老年人失眠、慢性咽炎等慢性疾病階段。東晉時期的《肘後備急方》記載的黃連阿膠湯所治的「時氣瘥後，虛煩不得眠」，就是在流行性疫病好了之後出現的虛煩不得眠，這也是一種恢復期的病證，而不是急性期的病證。

這一點，是黃連阿膠湯與三黃瀉心湯、安宮牛黃丸最不一樣的地方。

實際上，《輔行訣》裡面就有黃連阿膠湯，只不過不叫這個名字，而是叫做「小朱鳥湯」。鳥，就是東青龍、西白虎、南朱雀、北玄武的那個朱雀，代表南方心火。《輔行訣》怎麼描述小朱鳥湯的呢？「治天行熱病，心氣不足，內生煩熱，坐臥不安，時下利純血如雞鴨肝者」。看看，既然是「心氣不足」，總得補足吧。

綜合上述這些原因，我們將黃連阿膠湯歸為補心之方，與瀉心之方相對。

那麼，黃連阿膠湯的組方用藥，是不是以鹹補心為主呢？我們再來看一看。

黃連阿膠湯由黃連、黃芩、芍藥、雞子黃和阿膠組成。在這裡面，黃連為苦味藥；黃芩為苦味藥；芍藥一般用白芍，是酸味藥；雞子黃就是雞蛋的蛋黃，性味甘平；阿膠味甘。所以，從藥味上看，黃連阿膠湯是「二苦二甘一酸」的配伍模式。

從湯液經法圖上看，苦、甘和酸並不是某一個臟腑治療方的固定搭配，與之接近的有以下幾種情況。

其一，苦酸配伍。苦瀉心，酸收心，苦酸配伍用於瀉心火，梔子豉湯就是這樣的配伍。但是，這種配伍模式未納入黃連阿膠湯中重要的甘味藥，是不完整的。

其二，甘苦配伍。甘補脾，苦燥脾，甘苦配伍用於補脾土，治療脾虛病證。同時，酸味為脾土之子肺金的補味，「子能令母實」，補肺金可以幫助補脾土。所以，這種模式是成立的，也符合黃連阿膠湯中甘苦為主、酸為輔的藥味比例。

那麼，這裡治療的脾虛病證是什麼樣的疾病呢？對，就是飲食不化和下利！這一點我們在隨後講解脾土病證時就會談到，大家先記住，能食不能食、乾嘔不乾嘔、下利不下利，是辨別脾土病證的主要依據。

所以，黃連阿膠湯治療下利膿血和飲食不進，實際上就是「二苦二甘一酸」這種配伍用藥模式治脾土的體現。

除此之外，還有第三種方式，也是符合心火病證治療的方式，即：二甘二苦化鹹補心，一酸收心，治療心虛病證。同時，來源於動物的阿膠和雞子黃，也存在本身即兼有鹹味的可能，這就增強了全方鹹味的強度。這種模式，正是黃連阿膠湯治療「虛煩不得眠」的本質原因，也是黃連阿膠湯與三黃瀉心湯的本質不同。

從組方上看，黃連阿膠湯與三黃瀉心湯相比，去掉了清熱涼血的大黃，增加了滋陰養血的白芍、阿膠和雞子黃，所以增加了滋陰補血的功效，減少了清熱瀉火的功效，這是一個功效的加減變化。但從湯液經法圖角度看，由於給苦味藥配伍了等量的甘味藥，便激活了「苦甘化鹹」的藥味配伍轉化，使得黃連阿膠湯的功效，由三黃瀉心湯的瀉心，直接轉向了補心，這就不是功效的加減變化了，而是治療大方向的變化。

所以，黃連阿膠湯的「二苦二甘一酸」組方，透過苦甘化鹹，實現了補心火的治療目標（見次頁圖）。

換句話說，僅僅三味藥，就讓一個組方的治療方向發生了根本性的調轉。這就是中藥組方配伍的神奇和精妙之處！

所以，中藥組方配伍不應該是隨意加減的療效嘗試，而應該是在嚴密、完整的理論依據指導下的臨床實踐。組方加減時，除了考慮中藥的功效，還應該考慮中藥的藥味，更應該考慮藥味之間的配伍轉化和勢力對比。我們認為，一張好的中藥處方不在於用藥的多少，不在於是否面面俱到，而在於是否考慮了藥味配伍與轉化。脫離了藥味配伍與轉化的理論指導，用藥越多，就會越亂。很多人吃中藥無法達到預期的效果，可能就是這個原因。請大家認真思考一下，是不是這麼一回事。

關於五味配伍化合理論，我們將在下節課展開來講。

黃連阿膠湯配伍原理圖

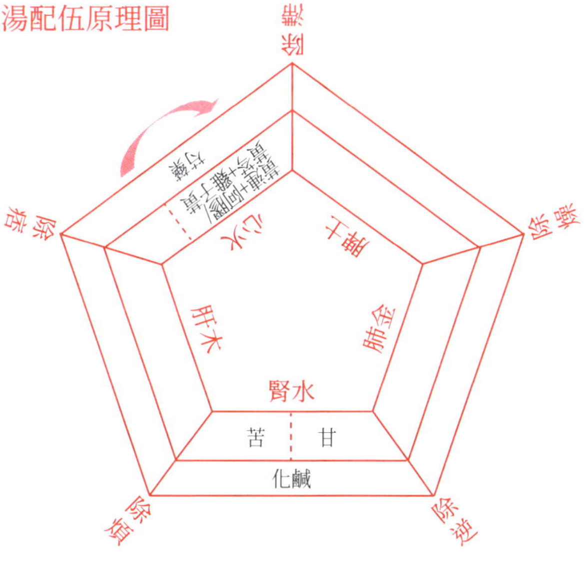

第十講

獨特的五味配伍化合理論

上一節課，我們講了黃連阿膠湯是以補心為主的方劑，補心應以鹹為主，但黃連阿膠湯的組方用藥中並沒有鹹味藥，而是將苦味藥（黃連、黃芩）與甘味藥（阿膠、雞子黃）配伍，透過苦甘化鹹的形式來實現鹹補心的目標。

那麼，為什麼苦味藥與甘味藥可以化合為鹹味藥呢？

這就是我們本節課的主角，五味配伍化合理論。

五味配伍化合，也可以叫做五味配伍轉化或五味配伍化生，其實就是湯液經法圖外側標示的五個藥味轉化訊息（如次頁圖），包括肝木區域的「化甘」，心火區域的「化酸」，脾土區域的「化苦」，肺金區域的「化辛」和腎水區域的「化鹹」。

以「化甘」為例，肝木區域的肝臟的補味（辛味）和瀉味（酸味）配伍在一起，就能化生出甘味，簡稱為「辛酸化甘」或者「酸辛化甘」。依次類推，我們可以得到以下五味配伍化合理論。

肝木病證——辛酸化甘、酸辛化甘
心火病證——鹹苦化酸、苦鹹化酸
脾土病證——甘辛化苦、辛甘化苦
肺金病證——酸鹹化辛、鹹酸化辛
腎水病證——苦甘化鹹、甘苦化鹹

其實，每一類病證的五味配伍化合關係，其實就是前

五味配伍化合理論示意

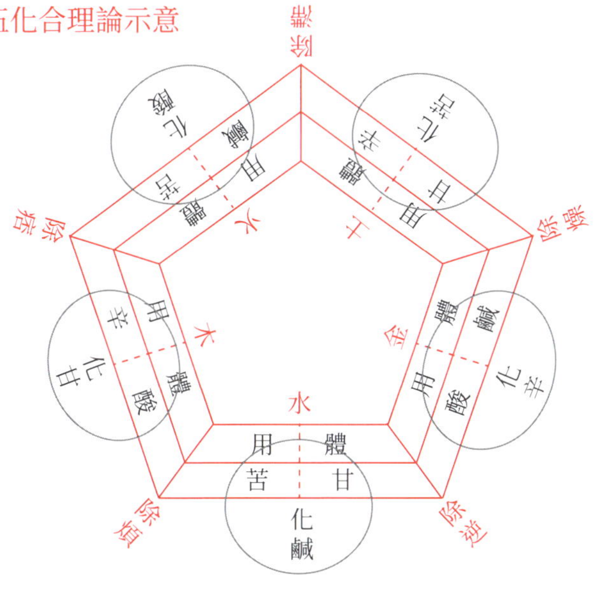

面講過的補味、瀉味和調味之間的關係。例如，肝木病證的治療原則是辛味補肝、酸味瀉肝和甘味緩肝，而肝木病證的五味配伍化合關係就是，辛酸化甘。這二者是統一的。

好，假如是第一次看到這樣的五味配伍化合關係，大家會有什麼想法呢？

可能將信將疑吧。

接下來，我說說我第一次看到這個五味配伍化合關係時的想法。

第一個想法，這套五味配伍化合關係，以前在中藥藥性理論的課程上沒有學過。沒錯！這種五味之間的配伍轉化關係是很獨特的理論體系，之前少有耳聞。

第二個想法，為什麼五味之間會有配伍化合的關係呢？關於這個問題，我的理解是，這是一種大自然的客觀規律。如果我們直接採用烹飪的方法，等比例地調和前二種味道，很有可能會出現第三種味道。

舉個例子，糖蒜。

大家都吃過糖蒜，糖蒜是什麼味道的呢？是酸甜的嘛。怎麼製作糖蒜呢？一般是將新鮮的蒜與醋、白糖和鹽一起醃製。但在實際製作時，有人是少加糖的，有人是少加鹽的，而醋必須都加的。

實際上，從湯液經法圖「辛酸化甘」的角度看，大蒜為辛味，醋為酸味，辛酸化甘。如果我們只將新鮮大蒜（辛味）與醋（酸味）一起醃製，這樣製作好的糖蒜，應該也是甜味的。感興趣的同學可以試試。

又比如，可以試試前面講的岐山臊子麵，酸鹹化辛，辛辣發汗除濕。再比如，可以試試將乾辣椒粉與糖等比例混合，看看是不是會有苦味。

諸如此類，應該在飲食上有所體現。藥食同源，食味與藥味同宗同源，食味有什麼樣的組合變化，藥味就會有什麼樣的配伍變化。從事烹飪研究的人，可以開個課題探索一下，是不是存在食味上的組合變化。

第三個想法，為什麼五味配伍化合是這樣的規律呢？換句話說，辛酸配伍為什麼會化甘，而不是化鹹呢？

這個問題，也許才是五味配伍化合關係的本質。

為了闡明這個本質，我們在數學專業人士的指導下，採用數學的方法進行了研究。為什麼一定要採取數學的方法呢？因為上面所示的這些個五味配伍轉化關係，具有很強的邏輯性，背後一定有數學理論的支持，可以用數學理論來表達。

其實，這個研究的第一階段已經完成了，發表在《世界科學技術——中醫藥現代化》雜誌二〇二一年第二十三卷第四期上，原文很長，下面我簡明扼要地給大家介紹一下。

首先，將問題轉化為數學語言。

五味配伍化合關係是一種兩兩關係，而表達這種兩兩關係最好的形式就是矩陣，也叫做行列式，類似於 EXCEL 表格的行列式。在這個行列式裡，行代表五味，列也代表五味，行列交點顯示的是化合後的藥味。

例如，當五味與自己化合的時候，就顯示本味，如辛味（行）與辛味（列）化合得到辛味。當五味與滿足配伍化合關係的藥味化合的時候，就顯示化合後的藥味，如辛味（行）與酸味（列）化合得到甘味。其他的關係，結果一律為零。

然後，用數字1、2、3、4、5來代表辛、鹹、甘、酸、苦，就能得到次頁的矩陣。

我們要想弄清楚辛酸化甘而不是化鹹的本質，轉化成數學問題即∴找到矩陣的特點，任意變換其中元素的位置，證明符合特點的矩陣是唯一的。

聽著很複雜吧？但實際上沒那麼複雜，只是用數學語言來表述罷了。最終，我們採用窮舉法，成功證明了符合特點的矩陣只有原始矩陣一個。

$$S_1=\begin{bmatrix}1&0&5&3&0\\0&2&0&1&4\\5&0&3&0&2\\3&1&0&4&0\\0&4&2&0&5\end{bmatrix}$$

符合哪些特點呢？

比方說，如果大家細心觀察就會發現，無論是五臟的補味，還是五臟的瀉味，還是化合後形成的調味，在湯液經法圖中的順時針分布，都是「辛↓鹹↓甘↓酸↓苦」的順序。只不過五臟的補味，是從肝木開始；五臟的瀉味，是從脾土開始的；五臟的調味，是從肺金開始的。這個特點落實在矩陣中，就是元素之間的平行律。

又比方說，五味配伍化合關係中，辛酸配伍不能再化辛，或者再化酸，也就是自己不能化自己。這個特點落實在矩陣中，就是元素位置的不可遇律。

再比方說，大家都知道五行之間有相生相剋的關係，比如肝木生心火，肝木剋脾土。但是這些相生相剋關係都是兩兩關係，而五味配伍化合理論卻是三個元素之間的關係。如果我們把五味配伍化合關係也看作是一種特殊的相生關係，那麼，這種特殊的相生關係就不能與原來兩兩相生的關係重疊。所以，辛味與酸味化合而成的化味，就不應該是辛味自己就能生的鹹味。這個特點落實在矩陣中，就是元素位置的特定空缺。

利用以上方法，能排除很多不可能存在的候選矩陣，最後其實就只能得到原始矩陣一個。

利用這種思路，我們證明了五味化合關係的唯一性。換句話說，辛酸必定化甘，不能化辛，不能化酸，不能化鹹，不能化苦，這個三角關係是鎖死的。

知道了這一點，我們就可以放心地使用五味配伍化合關係了。

晦澀的說完了，接下來說說輕鬆的。

五味配伍化合理論，是湯液經法圖非常重要的一個內容，填補了中藥藥性理論相關內容的空白，豐富了五行相生相剋理論。往小處說，五味配伍化合理論是分析中藥飲片複雜組方配伍的金鑰匙，有了這個鑰匙，未來我們就能做好多事。往大處說，五味配伍化合理論將五行相生相剋關係提升到了一個全新的高度，並且與五運六氣、奇門遁甲、五色五音等其他五行學說的衍生理論有著密切的關係，這是一種超越醫藥領域的關聯關係。

比如說五運六氣理論中，勝氣和復氣的概念，就與五味配伍化合有相似之處。二〇二一辛丑年是水運不足，勝氣為土，復氣為木，有勝必有復。所以，我們今年見到了更多的沙塵天氣和大風天氣，風疹瘙癢、鼻塞流涕等過敏性疾病也是多發。在這樣的勝復氣關係中，水為苦，土為甘，木為辛。水不足，故土勝，土勝則水更不足，為了平衡這個局面，木出現以剋土保水。所以，在土勝的基礎上，辛木的出現，是為了剋甘土保苦水。保了苦水，減少了苦水的過度損耗，其實就是變相的生苦水。也就是，辛木合甘土生苦水，辛甘化苦。

所以，五味配伍化合理論十分重要，大家一定要記住。在未來的方解中，我們還會多次用到它。

好，本節課就講到這裡。

第十一講

理中丸的君藥究竟是誰？

從本節課起，我們開始講脾土病證的治療方。第一個治療方，理中丸。

理中丸的組成很簡單，一共四個藥，人參、乾薑、白朮和甘草。其中，白朮一般用炒白朮，甘草一般用炙甘草。既然是都用炒製的炮製品，那麼這個方子的功效也很明確，那就是溫中健脾。

雖然理中丸僅由四味藥組成，但關於它的君藥卻一直存有爭議。

爭議的一種，見於《方劑學》。

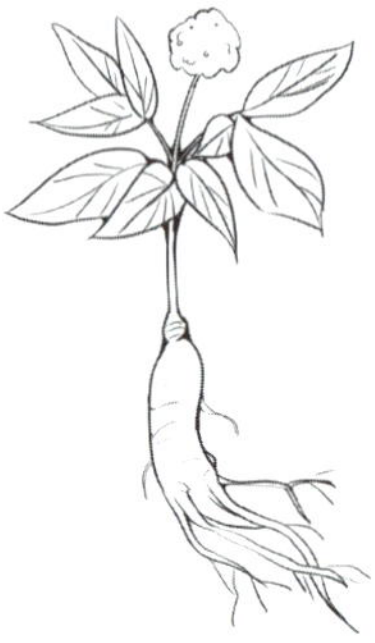
人參

在一九八三年許濟群主編的《方劑學》中，理中丸「以乾薑為君，溫中焦脾胃而祛裡寒。人參大補元氣，助運化而正升降，為臣藥」。簡單地說，就是理中丸的君藥為乾薑。

在二〇一二年王付主編的《方劑學》中，理中丸「以乾薑溫中祛寒，以人參益氣健脾，兩者既治寒又治虛，共為君藥」。簡單地說，就是理中丸的君藥為乾薑和人參。

無論怎樣，乾薑都穩坐在君藥的位置上。也許正是因為乾薑的君藥位置，所以理中丸在《方劑學》中的分類，不是補氣藥，而是溫裡藥。

而爭議的另一種，見於中藥新藥申報要求、中藥說明書格式書寫要求和《中國藥典》。什麼意思呢？

第一個意思，在中藥新藥註冊申報時，需要準備很多資料，其中有一項叫做「臨床試驗資料綜述」。在這個綜述裡面，申報方要「說明處方合理性依據，如按照中醫理論組方，應簡述處方中君、臣、佐、使及各自功用」。也就是說，在中成藥申報時，應明確這個組方的君、臣、佐、使。

第二個意思，在中成藥說明書撰寫時，「成分」項下的中藥飲片組分的書寫是有順序要求的，要求「排列順序需符合中醫藥的組方原則，能夠體現藥品的基本功效」，不能隨便寫。毫無疑問，這裡的「中醫藥的組方原則」指的就是君、臣、佐、使。中成藥說明書上的「成分」項下的中藥書寫順序，應該就是君、臣、佐、使順序，並且這個順序與藥品生產標準上的順序是一致的。

在《中國藥典》中，藥物的書寫順序是什麼樣的，君、臣、佐、使的順序就是什麼樣的。《中國藥典》收錄的理中丸，第一個成分是黨參，第二個成分是土白朮，第三個成分是炙甘草，第四個成分是炮薑。而且從用量上看，炮薑並不是像《方劑學》中那樣與其他三個藥等量，而是減少到其他三個藥用量的三分之二。這其中的地位變化一目了然，再說炮薑是君藥就不太合適了。

那麼，理中丸的君藥究竟是誰呢？讓我們從湯液經法圖的角度看一看。

首先，我們來分析一下，理中丸的組方藥味：人參，乾薑，白朮，甘草。

很幸運，這四個藥都出現在《輔行訣》的二十五味藥精的記載裡。其中，薑為木中土，味辛；人參為土中土，味甘；甘草為土中木，味甘；朮為水中土，味苦。這裡的薑，包括乾薑和生薑。這裡的朮，包括白朮和蒼朮。

所以，理中丸的組方結構是「二甘一辛一苦」，這一點，首先要明確。

二甘一辛一苦的結構具有什麼樣的功效特點呢？根據《輔行訣》的記載：「脾德在緩。故經云：以甘補之，辛瀉之。脾苦濕，急食苦以燥之。」換句話說，甘補脾，辛瀉脾，苦燥脾。

按照這個思路，理中丸的組方顯然是一個以補脾為主，補瀉兼施的方子，可治療脾虛病證。這種脾虛病證的表現，主要是「身重」、「四肢不用」、「足痿」、「苦飢」、「腹滿溏泄」、「食不化」等。這與理中丸的主治證（倦怠乏力、飲食不佳、下利腹滿、腹痛喜按等）還是十分相似的。

實際上，《輔行訣》中收錄的**小補脾湯**，就是理中丸的組方，只不過小補脾湯中的白朮用量是其他三藥的三分之一。我們有理由相信，理中丸就是以小補脾湯為基礎衍生而來的。

既然理中丸是以補脾為主，那麼君藥就應該是具有補脾作用的甘味藥，而不應該是具有瀉脾作用的辛味藥。在理中丸的組方中，人參和甘草為甘味，乾薑為辛味，所以君藥只能在人參和甘草中產生，或者說，人參與甘草共為君藥，而味辛瀉脾的乾薑，註定不是理中丸這樣一個以補脾為主的治療方的君藥。

至此，關於理中丸君藥的孰是孰非，可以休矣！

雖然乾薑不是理中丸的君藥，但它的的確確是理中丸組方裡很重要的一個藥。

為什麼這麼說呢？

我們來比較一下理中丸與四君子湯這兩個很相近的方子，就明白了。

理中丸由人參、甘草、乾薑和白朮組成，而**四君子湯**由人參、白朮、茯苓和甘草組成。從成分上看，兩者都是四味藥組成的方劑，都含有人參、甘草和白朮，相同成分占兩者組方用藥的七五%，妥妥的大部頭啊！按理說，這兩個方子應該屬於同一功效類別才對，但實際上，在《方劑學》中，理中丸是溫裡劑，而四君子湯是補氣劑，並不屬於同一功效類別。

造成這種差異的根本原因是什麼呢？

理中丸配伍原理圖

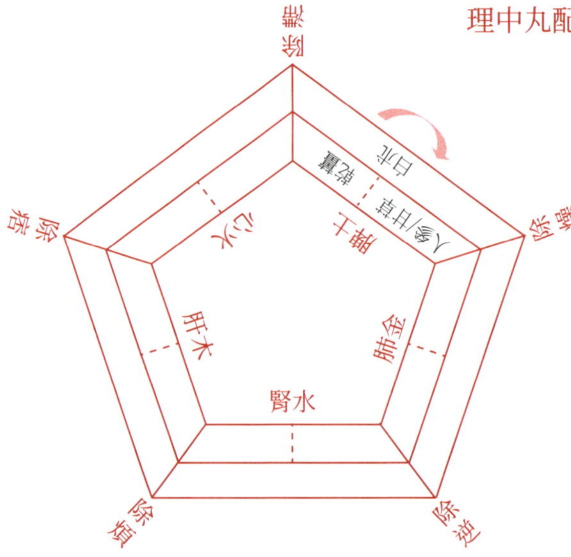

對！就是乾薑與茯苓的藥性差異。注意，是藥性差異，不是功效差異。從藥性上看，乾薑是辛溫類中藥，味辛；而茯苓是甘平類中藥，味甘。味辛瀉脾，味甘補脾，完全相反。

所以，理中丸是一個以補脾為主，補瀉兼施的方子，而四君子湯則是一個完完全全的補脾方，並不具有補瀉兼施的功效。這種補瀉功效的差異落實在適應證上，就表現為止嘔作用的有無。

前面我們說過，止嘔是經典的辛味瀉脾功效之一。理中湯具有一定的瀉脾作用，就是它能夠治療嘔吐，具有一定的止嘔作用；而四君子湯一般並不具有止嘔作用，只是單純地用於脾胃氣虛證所表現出來的四肢無力、倦怠乏力、食少便溏等。

實際上，在單純由甘味藥和苦味藥組成的補脾之方的基礎上，只要加了生薑、半夏、陳皮這樣的辛味藥，就會具有一定的止嘔作用。如下所列方劑。

理中丸：含有辛味藥乾薑，溫中止嘔，用於治療虛寒性嘔吐。

附子理中丸：含有辛味藥乾薑和附子，溫中止嘔，用於虛寒重症所致的嘔吐下利。

理中化痰丸：含有辛味藥乾薑和半夏，溫中健脾祛痰，用於脾胃虛寒所致的脘腹疼痛和嘔吐痰涎。

巽功散：含有辛味藥陳皮，健脾和胃，用於治療胸脘痞悶嘔吐。

六君子湯：含有辛味藥半夏和陳皮，健脾祛痰濕，用於治療噁心嘔吐和咳嗽痰多。

香砂六君子湯：含有辛味藥陳皮、半夏、木香和砂仁，健脾行氣祛痰濕，用於治療脘腹脹滿和嘔吐泄瀉。

所以，上面這些方劑其實都屬於同一類，是治療脾土病證的攻補兼施類方劑。同時，這些方劑也提示我們，從功效角度對方劑分類，似乎並不是最佳方式。比如，溫裡劑也具有補氣的作用，而補氣劑的藥性也是偏溫的，也含有溫裡藥，這兩個類別容易混淆。但如果從藥味補瀉的角度進行分類，就可以很自然地分為補脾土劑、瀉脾土劑和補瀉兼施治脾土劑，類別之間也不會混淆和重疊。這也許是未來方劑學理論的一個發展方向吧。

好了，本節課就到這裡，下節課我們繼續講脾土病證的治療方。

第十二講

同一個經方，不同的名字

在前面的課程裡，我們講了黃連阿膠湯的補瀉特點，其中提到，在《輔行訣》中就有黃連阿膠湯，只不過不叫這個名字，而是叫做「小朱鳥湯」。這就說明，《傷寒雜病論》與《輔行訣》都收錄了同一個方子，但卻有不同的名字。

其實這樣的現象，還體現在很多其他經方上。

今天，我們就來展開說說。

第一，黃連阿膠湯。黃連阿膠湯的組方用藥，與《輔行訣》中小朱鳥湯的組方用藥完全一樣，我們來看看。

《傷寒雜病論》中的黃連阿膠湯

黃連四兩　黃芩二兩　芍藥二兩　雞子黃二枚　阿膠三兩

《輔行訣》中的小朱鳥湯

雞子黃二枚　阿膠三錠　黃連四兩　黃芩二兩　芍藥二兩

對比一下，兩者的組方用藥完全一樣，甚至配伍用量也完全一致，只是阿膠的用量單位不同，《傷寒雜病論》中記載為兩，《輔行訣》中記載為錠。其實，錠劑就是固體製劑的一種，阿膠錠就是阿膠塊。有觀點認為，古時阿膠一斤切十六塊（錠），而古制一斤就為十六兩，所以一錠就是古制一兩。阿膠的三錠，就是古制三兩，這就與《傷寒雜病論》的記載吻合了。所以，無論是從選藥看還是從用量看，黃連阿膠湯與小朱鳥湯都是同一個方子。

當然，現在的《方劑學》中，黃連阿膠湯的阿膠用量為9g，《中國藥典》中阿膠的日常用量為3–9g，臨床上也有用10g、15g甚至更大量者。

第二，桂枝湯。這是第二節課講到的方子，是一個典型的補肝之方，與桂枝湯相似的方劑，在《輔行訣》中稱為小陽旦湯。

《傷寒雜病論》中的桂枝湯

桂枝三兩　芍藥三兩　甘草二兩　生薑三兩　大棗十二枚

《輔行訣》中的小陽旦湯

桂枝三兩　芍藥三兩　生薑二兩　甘草二兩　大棗十二枚

對比一下，兩者的組方用藥完全一樣，用量配比上略有差異。桂枝湯用生薑三兩，小陽旦湯用生薑二兩。其實，從湯液經法圖角度看，桂枝與生薑均為辛味藥，芍藥為酸味藥，只要桂枝與生薑的用量之和高於芍藥，那麼全方就是以補肝為主。因此，生薑是二兩還是三兩，其實沒有決定性的意義。所以，桂枝湯與小陽旦湯也是基本完全相同的方子。

第三，理中丸。前面講過，理中丸是一個補瀉兼施，以補為主的脾土治療方，與理中丸相似的方劑，在《輔行訣》中名為小補脾湯。

《傷寒雜病論》中的理中丸

人參三兩　乾薑三兩　炙甘草三兩　白朮三兩

《輔行訣》中的小補脾湯

人參三兩　炙甘草三兩　乾薑三兩　白朮一兩

對比一下，兩者的組方用藥完全一樣，只是在配比上，理中丸用了更多的白朮而已。前面說過，白朮味苦燥濕，對於以補脾土為主的方子，其用量高低不具有決定性的影響。所以，理中丸與小補脾湯，也是基本完全相同的方子。

除此之外，還有分別收錄於《傷寒雜病論》與《輔行訣》中的三黃瀉心湯與小瀉心湯、四逆湯與小瀉脾湯、黃芩湯與小陰旦湯、黃芪建中湯與大陽旦湯、小柴胡湯與大陰旦湯等，它們都存在極高的相似性。為了幫助大家一目了然，我們把它們列在表一裡。

表一　相似方劑一覽表

號序	《傷寒雜病論》名稱	《傷寒雜病論》組方	《輔行訣》名稱	《輔行訣》組方	差異之處
1	黃連阿膠湯	黃連四兩、黃芩二兩、芍藥二兩、雞子黃二枚、阿膠三兩	小朱鳥湯	雞子黃二枚、阿膠三錠、黃連四兩、黃芩二兩、芍藥二兩	阿膠用量
2	桂枝湯	桂枝三兩、芍藥三兩、甘草二兩、生薑三兩、大棗十二枚	小陽旦湯	桂枝三兩、芍藥三兩、生薑二兩、甘草二兩、大棗十二枚	生薑用量
3	理中丸	人參三兩、乾薑三兩、甘草三兩、白朮三兩	小補脾湯	人參三兩、甘草三兩、乾薑三兩、白朮一兩	白朮用量
4	三黃瀉心湯	大黃二兩、黃連一兩、黃芩一兩	小瀉心湯	黃連三兩、黃芩三兩、大黃三兩	大黃、黃連和黃芩的用量
5	四逆湯	附子一枚、甘草二兩、乾薑一兩半	小瀉脾湯	附子一枚、乾薑三兩、甘草三兩	乾薑、甘草的用量
6	黃芩湯	黃芩三兩、甘草二兩、芍藥二兩、大棗十二枚	小陰旦湯	黃芩三兩、芍藥三兩、生薑二兩、甘草二兩、大棗十二枚	有無生薑，芍藥用量
7	黃芪建中湯	桂枝三兩、甘草二兩、芍藥六兩、生薑三兩、大棗十二枚、膠飴一升、黃芪一兩半	大陽旦湯	黃芪五兩、人參三兩、桂枝三兩、生薑三兩、甘草二兩、芍藥六兩、大棗十二枚，飴一升	有無人參，黃芪用量

8	小柴胡湯	柴胡半斤、黃芩三兩、人參三兩、半夏半升、甘草三兩、生薑三兩、大棗十二枚	大陰旦湯	柴胡八兩、人參三兩、黃芩三兩、生薑三兩、甘草二兩、芍藥四兩、大棗十二枚、半夏一升	有無芍藥，甘草和半夏用量
9	麻黃湯	麻黃三兩、桂枝二兩、杏仁七十個、甘草一兩	小青龍湯	麻黃三兩、杏仁半升、桂枝二兩、甘草一兩半	杏仁和甘草用量
10	小青龍湯	麻黃三兩、芍藥三兩、細辛三兩、乾薑三兩、甘草三兩、桂枝三兩、五味子半升、半夏半升	大青龍湯	麻黃三兩、細辛三兩、芍藥三兩、甘草三兩、桂枝三兩、五味子半升、半夏半升、乾薑三兩	無
11	白虎湯	知母六兩、石膏一斤、甘草二兩、粳米六合	小白虎湯	石膏如雞子大一枚，知母六兩、甘草二兩、粳米六合	石膏用量
12	竹葉石膏湯	竹葉二把、石膏一斤、半夏半升、麥門冬一升、人參二兩、甘草二兩、粳米半升	大白虎湯	石膏如雞子大一枚，麥門冬半升、甘草二兩、粳米六合、半夏半升、生薑二兩、竹葉三大握	有無人參和生薑，竹葉、石膏、麥門冬和粳米用量
13	真武湯	茯苓三兩、芍藥三兩、生薑三兩、白朮二兩、附子一枚	小玄武湯	茯苓三兩、芍藥三兩、白朮二兩、乾薑三兩、附子一枚	生薑與乾薑

14	附子湯	附子二枚、茯苓三兩、人參二兩、白朮四兩、芍藥三兩	大玄武湯	茯苓三兩、白朮二兩、附子一枚、芍藥二兩、乾薑二兩、人參二兩、甘草二兩	有無乾薑和甘草，附子、芍藥和白朮用量

透過這張表就能看出來，張仲景《傷寒雜病論》與陶弘景《輔行訣》中擁有眾多名稱不同但組方極為相似的方劑。造成這種現象的原因，很可能是兩者都參考並引用了同一個來源的原始資料。只不過，兩者採取了不同的引用策略，《輔行訣》更多地是直接轉述，而《傷寒雜病論》則對原始資料中的方劑名稱進行了更改和調整。

這一點，《輔行訣》是有所記載的。

例如，陶弘景在《輔行訣》中提道：「漢晉以還，諸名醫輩，張機、衛汜（汎）、華元化、吳普、皇甫玄晏、支法師、葛稚川、范將軍等，皆當代名賢，咸師式此《湯液經法》，愍救疾苦，造福含靈。」這說明，當時的名醫都以《湯液經法》為指導原則來組方，他們參考的原始資料就是伊尹的《湯液經法》。

又如，陶弘景又提道：「張機撰《傷寒論》，避道家之稱，故其方皆非正名也，但以

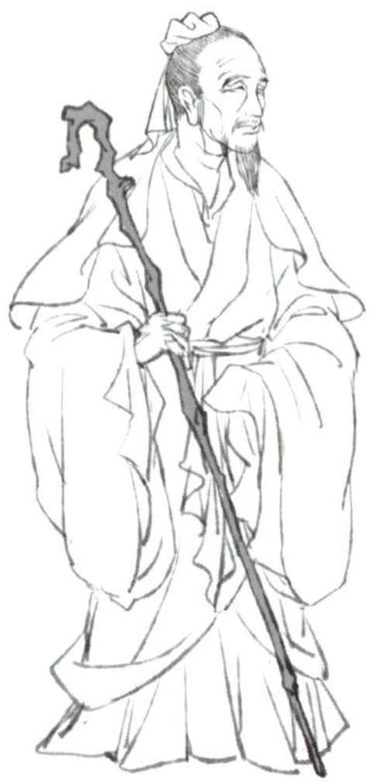

張仲景

某藥名之，以推主為識耳。」這說明，張仲景在編寫《傷寒雜病論》時，對《湯液經法》中的方劑名稱進行了修改，以組方中的君臣藥來命名。

再如，陶弘景還提道：「今檢錄常情需用者六十首，備山中預防災疾用耳。」這說明，《輔行訣》收錄的大、小補瀉湯和二旦、四神方，是《湯液經法》裡面的原方。

基於以上原因，就出現了同一個經方擁有不同名字的奇怪現象。

不過，也正是這個現象，能夠幫助我們重新認識經方，重新認識六經病。準確地說，是能夠幫助我們從臟腑虛實辨證的角度重新認識經方。

例如，黃連阿膠湯是少陰病的經典治療用方，是用來治療少陰不寐的基礎方。但從臟腑補瀉角度來看，黃連阿膠湯就是定位在心腎的治療方，以補心為主，補瀉兼施。換句話說，少陰病就應該是與心腎相關的疾病，一方面，少陰寒化證以腎為主，出現惡寒、骨節疼痛等腎水病證的表現；另一方面，少陰熱化證以心為主，出現心悸、失眠、煩躁等心火病證的表現。

從治療用藥的角度看，根據湯液經法圖，苦味補腎水，甘味瀉腎水，苦味瀉心火，苦甘化鹹補心火。由此可知，只要具備苦味藥和甘味藥這兩種中藥，就可以透過選藥配伍，組成一個或補心，或瀉心，或補腎，或瀉腎，或補瀉兼施，或心腎同治的治療方，所以從湯液經法圖角度看，苦味藥和甘味藥應該是少陰病治療方的精髓。

當然，由辛味藥與甘味藥配伍，辛甘化苦得到的苦味，以及由辛味藥與酸味藥，辛酸化甘得到的甘味，也都算數。所以，在《傷寒雜病論》的少陰病治療方中經常見到二十五味藥精中的辛味藥附子和乾薑，也就不足為奇了。

大家還可以想一想，張仲景改《湯液經法》方名，換用方劑中的主藥來命名這件事，有哪些利弊，以及是利大於弊，還是弊大於利。

簡單地說，其中最大的利還是適應當時社會文化氛圍的需要，更好地傳承和保留經方學術。也許在當時的文化背景下，社會上對於道家學說的內容是排斥的，或者是誤解的。就像站在現代醫學成分論和靶點論的角度，中醫中藥也很難理解一樣。

同時還有一個有利之處，那就是以組方主藥命名的話，臨床使用的人會比較好掌握組方藥味有什麼、哪個是主藥或君藥。例如，黃連阿膠湯與小朱鳥湯相比，顯然黃連阿膠湯的名字便於記憶，也便於明瞭其中的主藥是黃連和阿膠。

但是，其中的弊在於，整個方劑的功效特點，包括可能的症狀表現、定位臟腑、易發病時間段、易發病人群特點、潛在的治療藥物、服藥時間和注意事項等訊息，都被掩蓋了。

什麼意思呢？

大家可以想，小朱鳥湯這個名字，看似是一個名字，但背後卻蘊含了更多的訊息。朱鳥就是朱雀，南朱雀，這就代表南方，代表心火，代表丙丁，代表夏季，代表小腸，代表紅色，代表少陰君火，代表苦味，代表熱量，代表高興，代表可以與一系列帶有火屬性的中藥發生關聯，例如「水中火」黃連，「木中火」蜀椒，「金中火」豆豉等，而這所有訊息，在改名為黃連阿膠湯之後，就被掩蓋了。掩蓋的時間長了，就可能會形成文化斷層，形成邏輯失序，再也接不上了。

所以，《傷寒雜病論》對《湯液經法》諸方的改名，絕對是一個利弊共存的事，我們要吸收有利一面的經驗，而盡可能地將文化斷層和邏輯失序的弊端減到最小。我們現在推廣湯液經法圖，也是這個目的。

第十三講

半夏瀉心湯，其實瀉的是脾

本節課，我們來看看半夏瀉心湯及其類方的功效特點。

講心火病證時，我們講了三黃瀉心湯，講了梔子豉湯，講了安宮牛黃丸和黃連阿膠湯。在前面的課程裡，我們講了脾土病證的第一個治療方，即理中丸。那麼，為什麼這節課又要講一個瀉心湯呢？

原因很簡單，前面也提到過，從湯液經法圖體系來看，半夏瀉心湯其實並不是一個真正的瀉心之方，而是一個調脾瀉脾之方。

第一個支持證據，來源於《方劑學》。

半夏瀉心湯及其類方甘草瀉心湯、生薑瀉心湯等，在《方劑學》中與小柴胡湯、逍遙散等同屬於和解劑，是和解劑中的調和脾胃劑。從這個功效分類就可以看出來，半夏瀉心湯的作用定位在脾胃。

第二個支持證據，來源於功效主治。

半夏瀉心湯的功效是寒熱平調，消痞散結，用於中虛寒熱錯雜痞證，治療心下痞，但滿不痛，困倦乏力，或嘔吐，或腸鳴下利，舌淡，苔薄黃。從現代醫學角度看，常用於治療慢性胃炎、胃及十二指腸潰瘍、胃下垂、大腸激躁症、慢性肝炎、慢性腸炎等屬於寒熱錯雜者。

由此可知，這是一個典型的脾胃病治療方。

而且，從《輔行訣》中關於脾土病證的記載可知，「脾實則腹滿，飧瀉；虛則四肢不用，五臟不安」。也就是說，脾實病證是以腹滿、嘔吐和泄瀉為典型表現的，而脾虛病證是以乏力倦怠為典型表現的。如果患者兩者兼有呢？對，那就是虛實夾雜，就是虛實相兼。

實際上，臨床上最常見的，正是這種虛實夾雜和虛實相兼的脾土病證。所以，我們之前提到的脾土病證治療方裡面，除了單純的瀉脾之方（也就是小半夏湯）與單純的補脾之方（也就是四君子湯）外，其他諸如六君子湯、香砂六君子湯、理中丸、附子理中丸等，都是補瀉兼施的脾土治療方。同樣，我們的半夏瀉心湯類方也是補瀉兼施的脾土治療方。

第三個支持證據，來源於藥味組成。

半夏瀉心湯的組方用藥為：半夏半升、黃芩三兩、人參三兩、乾薑三兩、甘草三兩、黃連一兩和大棗十二枚。

歸納一下，半夏和乾薑味辛，黃芩和黃連味苦，人參、甘草和大棗味甘。所以，這是一個典型的由辛味、苦味和甘味組成的方子，而在湯液經法圖中，脾土病證的治療，恰好就是由辛味、苦味和甘味來完成的，所謂「甘補脾，辛瀉脾，苦燥脾」。

綜上，半夏瀉心湯確是一個脾土病證的治療方。

接著，我們來看看半夏瀉心湯的類方。

生薑瀉心湯由生薑四兩、甘草三兩、人參三兩、乾薑一兩、黃芩三兩、半夏半升、黃連一兩和大棗十二枚組成，也是辛味、苦味和甘味的組合。

甘草瀉心湯由甘草四兩、黃芩三兩、半夏半升、大棗十二枚、黃連一兩、乾薑三兩和人參三兩組成，也是辛味、苦味和甘味的組合。

黃連湯由黃連三兩、甘草三兩、乾薑三兩、桂枝三兩、人參二兩、半夏半升和大棗十二枚組成，也是辛味、苦味和甘味的組合。

它們都是「辛－苦－甘」的組合，都是脾土病證的治療方。

既然是治療脾土病證，為什麼這些方都叫做「瀉心湯」呢？

原因也很簡單，是因為它們的適應證都有「心下痞」、「心下痞硬」這些症狀。但這裡的「心下痞」，顯然是一個定位概念，其實就是指的胃脘或胸脘部的滿悶不舒，並不單純是心胸區域的滿悶不舒。

所以，從湯液經法圖角度看，半夏瀉心湯及其類方治療的主要方向不是心火病證，而是脾土病證。準確地說，它們是補瀉兼施的脾土治療方，用於虛實夾雜的脾土病證。

半夏瀉心湯、甘草瀉心湯、生薑瀉心湯和黃連湯，有什麼樣的功效區別呢？

首先，我們來看看《方劑學》是怎麼說的。根據《方劑學》的記載，這四個方子含有六個相同中藥，均具有散寒清熱、散結除痞的作用。其中，半夏瀉心湯「寒熱平調，消痞散結，主治中虛寒熱夾雜病證」，生薑瀉心湯「補中降逆，散結消水，主治中虛寒熱水氣痞證」，甘草瀉心湯「補虛溫中，瀉熱消痞，主治中虛寒熱夾雜痞證且以虛為主」者，黃連湯「清熱和陰，溫中通陽，主治胃熱脾寒證且以寒為主」者。

簡單來看，生薑瀉心湯消水氣比較突出，甘草瀉心湯補虛比較突出，黃連湯散寒比較突出，而半夏瀉心湯相對中立。

接著，我們從湯液經法圖的角度來看看，這幾個方子都有什麼特點。

前面說過，這幾個方子都同時含有甘味藥和辛味藥，甘補脾，辛瀉脾，所以都是補瀉兼施的方子，但有補多一點還是瀉多一點的區別，就有甘草補還是人參補、半夏瀉還是生薑瀉的區別。這些區別，都可以從藥味配比和用量上推敲出來。

我們把這四個方子的藥味組成列出來。

半夏瀉心湯：二辛三甘二苦

生薑瀉心湯：三辛三甘二苦（生薑與乾薑視為兩個藥）

甘草瀉心湯：二辛三甘二苦

黃連湯：三辛三甘一苦

由此可知，黃連湯和生薑瀉心湯是辛瀉與甘補的藥味數相同，其餘都是辛瀉少於甘補。但是呢，僅僅看藥味數也不夠，還需要看用量。接下來，我們看看用量。

半夏瀉心湯：二辛（半升＋三兩）三甘（三兩＋三兩＋十二枚）二苦（三兩＋一兩）

生薑瀉心湯：三辛（半升＋四兩＋一兩）三甘（三兩＋三兩＋十二枚）二苦（三兩＋一兩）

甘草瀉心湯：二辛（半升＋三兩）三甘（四兩＋三兩＋十二枚）二苦（三兩＋一兩）

黃連湯：三辛（半升＋三兩＋三兩）三甘（三兩＋二兩＋十二枚）一苦（三兩）

於是，問題來了，不同中藥採用的量綱不一樣，有的是兩，有的是升，有的是枚。這種情況下，想要比較用量，必須要將其換算為同一量綱。

但是，眾所周知，經方藥物的用量一直是傷寒學界的爭議問題，不同專家學者的觀點並不一致。其實，這不是只在現代才發生的事情，歷朝歷代對於經方藥物的用量都有爭議。就半夏瀉心湯來說，其中半夏的用量，就有半升、半斤、三兩、二兩半、一兩、三錢等不同，大約有二十種。即使換算成現在的公制克，半升半夏也有64 g、61 g、39 g、24 g、12 g等不同觀點。

所以，在這種爭議局面下，要想從用量上來精準地比較，並非一件易事。

那麼，我們該怎麼辦呢？

別著急，其實還有一個更直接的方法，直接看主治證，直接嘗味道。

我們說，脾土病證中，腹滿、乾嘔和泄瀉代表脾實，倦怠乏力代表脾虛。半夏瀉心湯的主治證為「心下痞」，這一個「痞」字，腹滿吐利自在其中。有學者統計了歷朝歷代古籍記載的半夏瀉心湯的二十二個主治病證，分別為痞證、暑證、瘧疾、反胃、濕溫、黃疸、痢疾、呃逆、胃痛、痰飲、腹痛、眩暈、泄瀉、關格、積聚、中風、噎膈、消癉、吐蛔、暑溫、霍亂和胸痺。

仔細看看，幾乎全都是吐、利、滿、痛，沒有一點倦怠乏力的樣子。從這個角度看，半夏瀉心湯是一個以瀉脾為主的補瀉兼施治療方。

這樣的瀉脾之方，應以辛味為主，在真實口感上會有辛味或辛辣感。網上有不少患者諮詢：為什麼自己煎煮的半夏瀉心湯會有些辣？可能就是這個原因。日本的半夏瀉心湯顆

粒劑，也標注「味ははじめ甘く、後に辛い」（味道先甜，後辣），或者「甘苦く、後にやや辛い」（甜苦，之後有點辣）。這提示我們，辛辣味可能才是這個方子的主要口感。

換句話說，如果煎煮出來的半夏瀉心湯沒有了辛辣味，那麼瀉脾去痞的功效也就沒有了。

所以，綜合來看，半夏瀉心湯是一個以瀉脾為主、補瀉兼施的治療方。在原方基礎上增加薑的用量，無論是生薑還是乾薑，都是增強瀉脾之力，增強薑瀉脾止嘔之力；而在原方基礎上增加甘草，雖然增強了補虛的作用，但可能並未改變整個方子以瀉脾為主的治療方向。

至於黃連湯，增加的桂枝也是辛味藥，也就增強了瀉脾之力。只不過，這裡增強的不是止嘔的作用，而是桂枝帶來的祛濕散寒消痰的作用。

半夏瀉心湯配伍原理圖

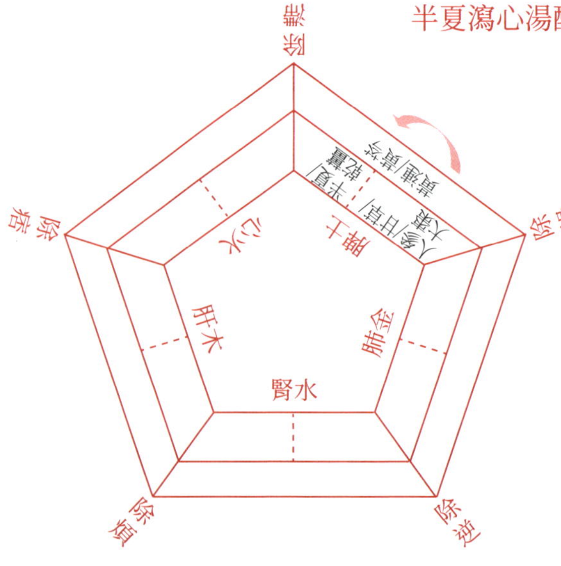

當然，如果從寒熱藥性的角度看，黃連湯與半夏瀉心湯相比，它的藥性更加溫熱了，因為減少了寒性藥黃芩，增加了熱性藥桂枝。

那麼，假如按照這個思路繼續走，會得到什麼樣的方子呢？

對！就是附子理中丸，就是四逆湯。

附子理中丸，有辛味的附子和乾薑，有甘味的人參和甘草，有苦味的白朮，顯然這個方子更熱。

四逆湯更為精簡，附子、乾薑和甘草，辛瀉甘補，以瀉為主，全方由熱性藥組成，不用苦味藥，藥少力專，兼能補肝升陽，起死回生。

所以我們說，半夏瀉心湯，其實瀉的是脾。

好，本次課就講到這裡。

第十四講

柴胡、小柴胡湯與大陰旦湯

小柴胡湯，經方中「出鏡率」超高的名方之一，說到經方，就不能不說小柴胡湯。在《傷寒雜病論》的六經辨證體系中，小柴胡湯和解少陽，用於少陽病。那麼，在湯液經法圖中，小柴胡湯的五臟補瀉特點是怎樣的呢？

本節課，我們就來重點說說小柴胡湯。

小柴胡湯的組方，包括柴胡、黃芩、人參、半夏、甘草、生薑和大棗。這其中，各個中藥的主導藥味還是比較明確的，如黃芩味苦，人參、甘草和大棗味甘，半夏和生薑味辛，但是柴胡的主導藥味是什麼還不太明確，是需要討論的一個問題。

首先，柴胡不在二十五味藥精中，所以不能直接確定主導藥味。

其次，從《中國藥典》的記載來看，柴胡性味為「辛、苦，微寒」，是一個兼具辛味和苦味的中藥。從真實滋味上看，柴胡也確實具有微苦的味道。從功效上看，柴胡「疏散退熱，疏肝解鬱，升舉陽氣」，這應該是屬於辛味藥的功效，辛補肝升陽。從藥材基原上看，柴胡是繖形科的植物，而繖形科的其他中藥，包括當歸、川芎、白芷、羌活、藁本、防風等，都是辛味藥。所以，柴胡是辛味藥應該是沒問題的。

但是呢，柴胡不僅僅是一個辛味藥。前面說了，柴胡具有苦味，也具有微寒之性，所以按理說應該具有一定的清熱能力。但實際上，與黃連、黃芩、白朮、地黃這樣的苦味藥相比，柴胡的功效顯然是不同的，它既不清心火，也不燥脾濕，也不補腎水，所以苦味可能不是柴胡的兼味。

除了苦味之外，柴胡還可能兼有酸味。這是為什麼呢？很簡單，柴胡的最常見炮製品，往往都是醋製的，既然是醋製，肯定有酸味嘍。《中國藥典》說得很明確，醋柴胡「微有醋香氣」。當然，這點證據還是不夠的，除此之外，我們還有一個更強有力的證據，來源於《輔行訣》。

在《輔行訣》中，陶弘景對陽旦湯及陰旦湯有這樣一段表述：「陽旦者，升陽之方，以黃芪為主；陰旦者，扶陰之方，以柴胡為主；青龍者，宣發之方，以麻黃為主；白虎者，收重之方，以石膏為主；朱鳥者，清滋之方，以雞子黃為主；玄武者，溫滲之方，以附子為主。此六方者，為六合之正精，升降陰陽，交互金木，既濟水火，乃神明之劑也。」

看看，這段話裡提到了柴胡，認為其為「扶陰之方」的主藥。扶陰，意為補陰養陰，與升陽補陽相對立。如果升陽是陽，那麼扶陰就是陰；如果升陽是火，那麼扶陰就是水；如果升陽是木，那麼扶陰就是金，總之，兩者是對立統一的。所以，升陽之方的主藥黃芪，與扶陰之方的主藥柴胡，也應該是對立的。

《中國藥典》記載的黃芪為甘味藥，柴胡為辛、苦味藥，單從這個藥味記載的角度看，兩者似乎都作用在脾土，並不存在對立關係。所以，我們需要大膽地再定義一下黃芪與柴胡的藥味。

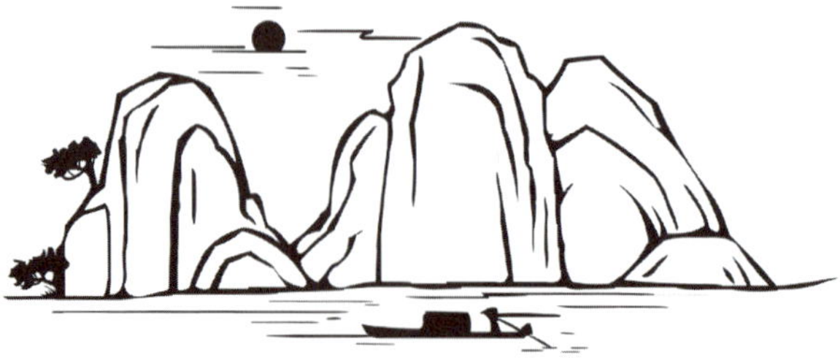

落日黃昏

如何定義呢？還是錨定陽旦和陰旦。從時間上看，陽旦和陰旦就是太陽初升和將降，並不是正午和半夜，所以從五行角度看，陽旦與木氣更接近，陰旦與金氣更接近。從五味補瀉上看，對於肝木，辛補木，甘緩木，酸瀉木；對於肺金，酸補肺，辛散肺，鹹瀉肺。所以，辛補木與酸補金是對立的，一個向上升，一個向下降；辛補木合甘緩木與酸補肺合辛散肺也是對立的，一個向上升，一個向下降。考慮到甘味的黃芪具有類似辛補肝的補氣升陽、行滯通痺功效，而柴胡也兼有辛味與酸味，那麼，如果將黃芪定義為辛味兼有甘味，柴胡定義為酸味兼有辛味，就比較符合對立統一的規律了。

換個角度看，辛味和甘味的組合，既出現在脾土也出現在肝木，故黃芪主要用於脾土病證和肝木病證的治療。臨床上，黃芪用於脾氣虛自不必說，但黃芪同時還能用於表虛自汗、半身不遂和痺痛麻木，這是不是也說明了其同時具有辛補肝的作用呢？

酸味和辛味的組合，既出現在肝木也出現在肺金，故柴胡主要用於肝木病證和肺金病證的治療。臨床上，柴胡類方常用於少陽肝膽病證的治療，而小柴胡湯也可用於治療咳嗽和便祕，這是不是就說明了其同時具有酸補肺的作用呢？

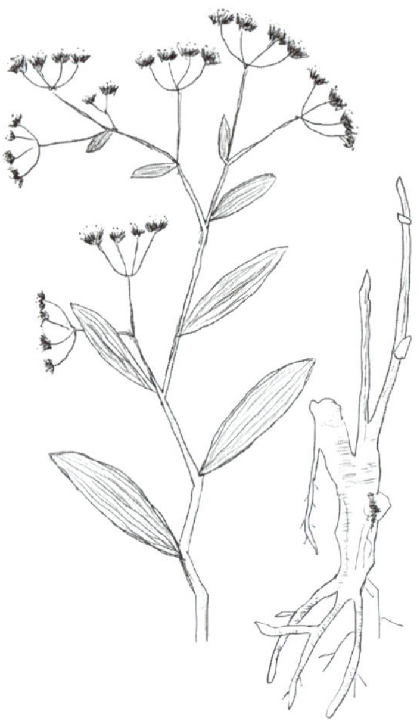

柴胡

還有一個最經典的例子。日本在二十世紀七〇年代出現了濫用小柴胡湯的風潮，在忽視藥證相符的前提下，小柴胡湯製劑被長期用於慢性肝炎、慢性肝硬化、慢性肝纖維化等肝病的治療，最終導致了間質性肺炎的不良反應。看看這個大事件裡面的兩類疾病，一類定位在肝，一類定位在肺，在湯液經法圖裡，這恰好是酸味與辛味組合同時出現的兩個臟腑，符合我們對柴胡味酸兼味辛的判斷。

以上是我們對柴胡主導藥味的討論。當然，因為中藥五行分類法太過久遠，也缺少有效傳承，所以這種討論對不對，還需要更多的觀察和驗證。

說完了柴胡，我們再來看小柴胡湯。

前面講課時我們說過，小柴胡湯與大陰旦湯很像，區別在於，**大陰旦湯**中有芍藥，而且半夏的用量也更大。有沒有芍藥這件事，其實是一個很重要的區別點。原因在於，如果不算藥味有酸辛之爭的柴胡，芍藥是全方唯一一個酸味藥，缺少芍藥就是缺少酸味，這會讓整個方子的功效出現重大變化。

沒有酸味，小柴胡湯的組方藥味為「辛－甘－苦」組合，這個組合很明顯是一個脾土病證的治療組合，但這種局限在脾土區域的配伍結構，可以解釋小柴胡湯主治證裡的「寒熱往來」、「默默不欲飲食」、「喜嘔」和「脅下痞硬」，但卻很難解釋「胸脅苦滿」、「腹中痛」、「或渴」、「小便不利」和「或咳」。

有些人可能會說，脾乃後天之本啊，脾土是會影響各個臟腑的功能的。是的，沒錯，以前我們是這樣說的。但是請大家注意，在湯液經法圖裡面，脾土就是脾土，是五臟陰陽升降的一個環節，它不具有獨特性。換句話說，任何一個臟腑都有影響其他臟腑的能力，不獨脾土有。

小柴胡湯配伍原理圖

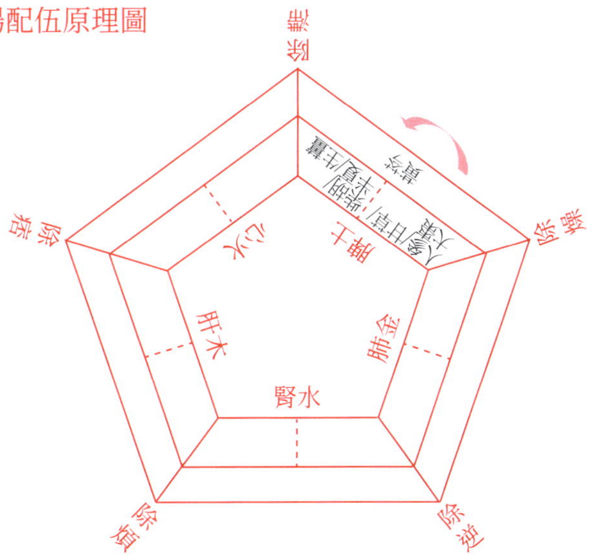

而有了酸味，小柴胡湯就會變成「辛－甘－苦－酸」的配伍結構，這樣的配伍結構就有更為廣泛的治療潛力。比方說，「辛－甘－苦－酸」組合中包含了「辛－甘－酸」組合，而後者恰好是肝木疾病的治療用藥選擇，所以這個組合可以用於肝木疾病。同時，「辛－甘－苦－酸」中也包含「辛－酸－鹹（苦甘化鹹）」組合，而後者恰好是肺金疾病的治療用藥選擇，所以這個組合也可以用於肺金疾病。也就是說，酸味藥加入之後，整個方子就有了朝向肝木（酸瀉肝）或肺金（酸補肺）疾病治療的趨勢。當然，原來對於脾土疾病的治療能力依然保留了下來。

所以，我們認為，小柴胡湯應該含有芍藥，與大陰旦湯類似，是一個具有治療肝木、脾土和肺金疾病潛力的方劑，而側重點在補脾土和補肺金。

其中的配伍機制可能是這樣的：組方中的半夏、黃芩、生薑、人參、甘草和大棗，基本與半夏瀉心湯類方類似，用於治療脾土病證並以瀉脾為主；同時，配伍上柴胡的酸辛之性，芍藥的酸性，再加上黃芩的苦味（歸經包含肺經，清肺熱）與甘草的甘味（歸經包含肺經，止咳平喘）並且苦甘化鹹的配伍轉化，就形成了「酸－辛－鹹」的配伍結構，可以治療肺金病證並以補肺為主；由於配伍了酸味藥，所以原來的辛瀉脾也會因為辛酸化甘而轉向以甘補脾為主。如此一來，就形成了補脾土合補肺金的功效特點。

注意，上面提到的苦甘化鹹，是我們在前面講過的五味配伍轉化的內容。黃芩這個中藥，歸肺經善清肺火，甘草也能歸肺經止咳祛痰，兩者相伍就能苦甘化鹹而瀉肺。但是呢，在二十五味藥精中，黃芩為「水中木」，甘草為「土中木」，似乎都沒有提示肺金的訊息。這一點，留待思考。

以上就是小柴胡湯補脾土合補肺金的配伍原理。現代臨床上，小柴胡湯也常用於一些肺系疾病的治療，例如咳嗽、慢性阻塞性肺疾病、肺癌、咳嗽變異性哮喘等。在治療新型冠狀病毒肺炎的專方——清肺排毒湯中，就包含小柴胡湯底方。

所以，從湯液經法圖角度看，小柴胡湯（大陰旦湯）

大陰旦湯配伍原理圖

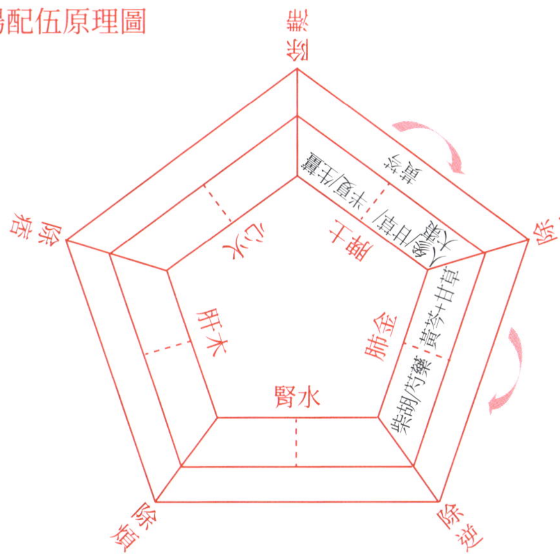

的五臟補瀉特點是：脾肺共治，以補為主，當然，兼顧治肝。

本節課就講到這裡，大家可以回去思考一下，與大陰旦湯對應的大陽旦湯的五臟補瀉特點是什麼。採用本節課的分析思路，其實很容易就能得出結論。

第十五講

黃芪、黃芪建中湯與大陽旦湯

上一節課，我們給大家分析了小柴胡湯的五味補瀉特點。我們認為，小柴胡湯應該源於大陰旦湯，其主藥柴胡的藥味應該是酸辛，功效特點應該是補脾土合補肺金。與大陰旦湯相對應的，就是大陽旦湯，也就是《傷寒雜病論》裡面的黃芪建中湯。

今天呢，我們就來說說黃芪（黃耆）、黃芪建中湯與大陽旦湯。

大家注意，在前面的課程中，我們給大家講了很多方子，如桂枝湯、三黃瀉心湯、梔子豉湯、黃連阿膠湯、半夏瀉心湯、安宮牛黃丸、理中丸等，在這些方劑裡，有一些的作用是定位於單一臟腑的，而有一些的作用則是定位於兩個臟腑的。

例如，桂枝湯的功效特點是補肝，作用定位在肝一個臟腑；梔子豉湯的功效特點是瀉心，作用定位在心一個臟腑；半夏瀉心湯的功效特點是瀉脾，作用定位在脾一個臟腑。安宮牛黃丸，苦降辛開，它的功效特點是瀉心合補肝，作用定位在肝和心兩個臟腑。還有我們上節課講的大陰旦湯，功效特點是補脾土合補肺金，作用定位在脾土和肺金兩個臟腑。

所以，我們在分析一個方子的時候，首先要做的，就是確定其作用的臟腑是一個還是兩個？是肝是脾還是肺？這對於把握一個方劑的功效內涵，是非常有幫助的。一般來看，藥味越多（不是藥物數目越多），整個方劑的治療潛力也越大，治療範圍也越寬。

當然，治療範圍越寬，並不代表就越好。治療範圍的寬窄，應該完全取決於患者的病證特點。如果是單一臟腑的病證，那麼處方範圍過寬的治療方，實際上反而會有不良反應的風險，因為這個方子干擾了正常的臟腑功能；而如果是多臟腑的複雜病證，這個時候，如果處方用藥僅定位於其中的某一個臟腑，就會有收效不明顯、症狀不能盡除的弊端。有一種情況最糟糕，那就是無論範圍寬窄，處方定位的臟腑與實際出現問題的臟腑不匹配。這種情況下，什麼具體選藥、用法用量和藥材真偽優劣都是次要的，因為這個方子的定位就錯了，這樣的治療方是一定沒有效果的，還存在不良反應風險。在這種情況下，方子越大，藥味越多，效果越不明顯，出現不良反應的風險越高。

所以，藥證相符，藥病相投，是中藥治療的首要問題。

《北京地區基層醫療機構中成藥處方點評共識報告》（二〇一八版）中說得非常明白，對於醫師來說，辨證用藥是中藥處方的基本要求。對於藥師來說，適應證點評是中藥點評的首要問題。湯液經法圖蘊含著一個更為本原的疾病診斷和治療體系，為解決目前臨床上的藥證相符和組方配伍問題提供了一把非常好的鑰匙。

言歸正傳，回到大陽旦湯。

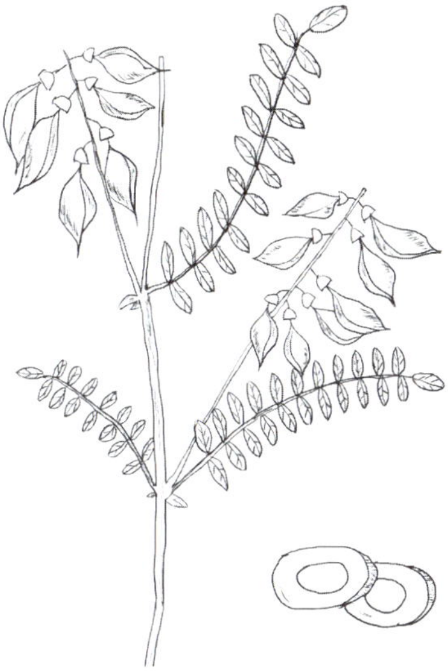

黃芪

我們先來看看**大陽旦湯**的組成和功效。根據《輔行訣》的記載，大陽旦湯由黃芪五兩、人參三兩、桂枝三兩、生薑三兩、甘草二兩、芍藥六兩、大棗十二枚和飴一升組成，用於「凡病汗出不止，氣息惙惙，身勞力怯，惡風涼，腹中拘急，不欲飲食……脈虛大者」。

從藥味上看，大陽旦湯由辛味藥、酸味藥和甘味藥組成，配伍結構為「五甘二辛一酸」。其中，重用五個甘味藥補脾健脾，包括經典的補氣藥人參和黃芪，還有甘草、膠飴和大棗。既然是補脾，那就能夠用於「氣息惙惙」和「身勞力怯」這樣的乏力虛勞之證。惙惙就是一種衰疲貌和憂鬱貌，也就是無精打采的樣子。不欲飲食和脈虛大也是虛證的表現。同時，由於具有「辛—酸—甘」的配伍，所以大陽旦湯也能作用於肝木，作用方向就是以補肝為主、攻補兼施。既然是補肝，那就能夠用於「惡風」、「汗出不止」等肝虛病證。大家要記住，是否怕風、是否有出汗方面的問題，是判定肝木病證的重要指標。

所以，我們說大陽旦湯的功效特點是肝脾同治，以補為主。

不知道大家有沒有注意到這樣一個細節，在大陽旦湯

大陽旦湯配伍原理圖

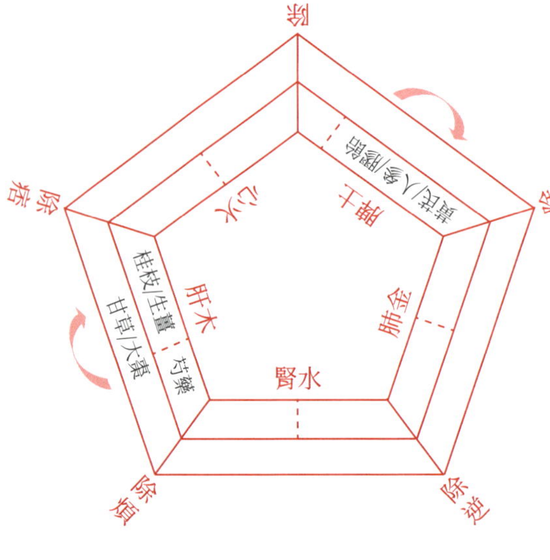

中，芍藥的用量很大，是全方用量最大的藥物，其用量甚至超過黃芪。那麼，在這樣一個補肝木合補脾土的方子裡，使用這麼大量的酸味瀉肝藥，會不會有問題呢？

其實，對於整體組方而言，單一中藥的絕對用量並不是決定因素，相對用量才是。雖然大陽旦湯中使用了六兩芍藥，就單味藥來說用量最大，但是與其瀉肝作用相反的辛味藥用量更大，包括桂枝三兩和生薑三兩，還有辛甘兼有的黃芪五兩。所以，從各個藥味的相對用量上看，酸味藥已經被辛味藥超過，當然也被甘味藥超過。

我們甚至還可以這麼想，桂枝三兩，生薑三兩，加起來正好是六兩辛味藥，這時配以六兩酸味藥，辛酸化甘，剛好突出了甘補脾的作用，不至於辛味太過瀉脾而抵消補脾的作用。其實，小建中湯也是一樣的原理。為什麼小建中湯與桂枝湯相比，除了增加補脾的甘味藥膠飴之外，還要增加芍藥的用量呢？從功效上看，我們可以說是從調和營血轉向了緩急止痛，但從湯液經法圖角度看，其實就是為了辛酸化甘來平衡辛味藥的作用，因為辛味藥畢竟是瀉脾的，是會抵消補脾作用的。所以，要一邊加著甘味藥補脾，一邊加著酸味藥來平衡辛味藥，來促進等量的辛酸化甘補脾。這種操作才叫做真正的組方加減，堪稱經典。

基於此，如果要在大陽旦湯的肝脾同治裡面，再分出一個主次的話，那麼補脾應該是主要的，補肝是次要的。這就是大陽旦湯的五臟補瀉特點。

接下來，我們再來看看**黃芪建中湯**。

前面講過，《傷寒雜病論》中的黃芪建中湯與大陽旦湯很像，不同之處在於黃芪建中湯少了人參，黃芪用量也從五兩減少為一兩半。所以，黃芪建中湯的補脾作用弱於大陽旦湯，但是依舊以補脾的作用為主，原文記載其用於「虛勞裡急，諸不足」。這就是黃芪建中湯的五臟補瀉特點。

可能有人會說，黃芪建中湯和大陽旦湯是以補脾為主的方劑，那麼它們與理中湯、四君子湯這樣的補脾方有什麼區別呢？

這個問題問得非常好，能想到這個問題，就能理解我們為什麼一定要強調疾病定位是單一臟腑還是多個臟腑

黃芪建中湯配伍原理圖

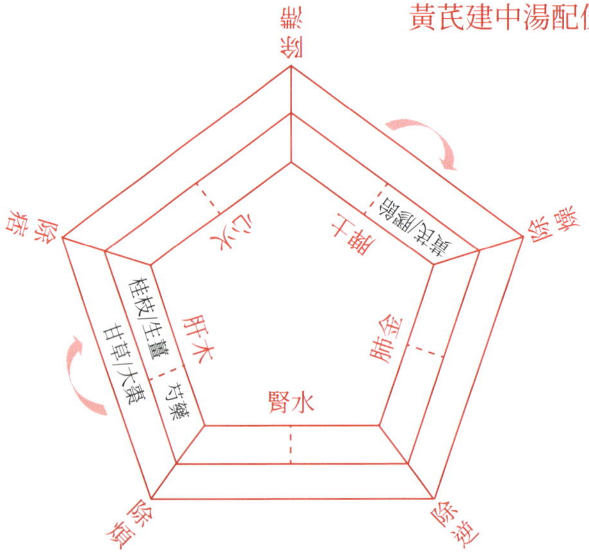

了。我們說，大陽旦湯是補脾土合補肝木的方劑，組方藥味為「甘—辛—酸」配伍組合，重用甘味藥，同時辛酸化甘；而前面講過的補脾方劑，理中湯是「甘—辛—苦」配伍組合，四君子湯是「甘—苦」配伍組合，都不含有酸味藥，也就不涉及肝木病證的治療。

同樣，上節課講的大陰旦湯是補脾土合併補肺金的方劑，組方藥味為「甘—酸—辛—苦」配伍組合，重用甘味藥和酸味藥，同時苦甘化鹹瀉肺，辛味瀉脾，這就涉及脾土和肺金兩個臟腑。如果只是單純的補脾土，例如理中丸和四君子湯，就不會包含酸味藥；如果只是單純的補肺金，例如很快要講到的小補肺湯和小瀉肺湯，就不會包含這麼多的甘味藥。所以，甘苦配上酸辛，就是典型的脾土與肺金共治的治療組合。

無論是拓展到肝木還是肺金，其實在這裡面，酸味藥都發揮了重要的平衡與轉化作用。也正是因為這樣，無論是小陽旦湯還是大陽旦湯，無論是小陰旦湯還是大陰旦湯，都含有酸味藥，都含有芍藥。當然，根據症狀和病情需要，也可以換用或加用五味子。其實，現代臨床治療上，無論是芍藥還是五味子，都是被廣泛地用於肝木和肺金疾病治療的。

這一點，從《中國藥典》的記載就能看出來。《中國藥典》記載如下：

白芍：養血調經，斂陰止汗，柔肝止痛，平抑肝陽。用於血虛萎黃，月經不調，自汗盜汗，脅痛腹痛，四肢攣痛，頭痛眩暈。

五味子／南五味子：收斂固澀，益氣生津，補腎寧心。用於久嗽虛喘，夢遺滑精，遺尿尿頻，久瀉不止，自汗盜汗，津傷口渴，內熱消渴，心悸失眠。

看看，這些功效的臟腑定位，滿滿的都是肝木和肺金。

這些酸味藥，正是二旦湯（指大、小陽旦湯和大、小陰旦湯）的神來之筆，是二旦湯與其他脾土治療方的最重要區別。

好，本節課就講到這裡。

第十六講

木中土，金中火，究竟是什麼意思？

到目前為止，我們已經把常見的肝木、心火和脾土治療方都給大家講了講。對於每一個治療方，我們都會分析其組方中藥的藥味，然後從五味補瀉的角度，幫助大家認識方劑的功效特點。在這裡面，分析確定每個組方中藥的藥味，其實非常關鍵。

也許有人會說，五味不是最基礎的中藥藥性理論的內容嗎？在《中國藥典》或《中藥學》教材上，不是都有五味的記載嗎？直接引用不就行了，為什麼還需要分析確定呢？

原因在於，湯液經法圖所說的中藥五味，與現代的五味記載，是不完全一樣的。為什麼這麼說呢？主要原因有兩個。

第一個原因，湯液經法圖年代久遠，在歷史上很長一段時間內，它都不是組方用藥的主流理論，其中許多內容逐漸失傳。我們推測，即使是現存最早的《神農本草經》，也不是五味理論的源頭，其關於五味的記載，也是不完整的，包含錯誤內容。那麼，五味理論的源頭是什麼樣的呢？這就涉及我們說的第二個原因。

第二個原因，其實很簡單，陶弘景的《輔行訣》直接轉引了《湯液經法》對於五味理論的理解。正是這一段記載，與現有五味理論大相徑庭。以往的課程，我們談過相關內容，今天呢，讓我們完整地看一下《輔行訣》中轉引的這段內容。

經云：在天成象，在地成形。天有五氣，化生五味，五味之變，不可勝數。今者約列二十五種，以明五行互含之跡，以明五味變化之用。如左。

味辛皆屬木，桂為之主。椒為火，薑為土，細辛為金，附子為水。

味鹹皆屬火，旋覆花為之主。大黃為木，澤瀉為土，厚朴為金，硝石為水。

味甘皆屬土，人參為之主。甘草為木，大棗為火，麥冬為金，茯苓為水。

味酸皆屬金，五味為之主。枳實為木，豉為火，芍藥為土，薯蕷為水。

味苦皆屬水，地黃為之主。黃芩為木，黃連為火，朮為土，竹葉為水。此二十五種，為諸藥之精，多療五臟六腑內損諸病，學者當深契焉。

好，看完這段內容，大家有什麼感覺呢？

與《神農本草經》相比，這種五味理論與五行的關係更密切，即辛木，鹹火，甘土，酸金，苦水。而且，直接提示了五味是金木水火土五氣所化生。從這一點上看，《湯液經法》的五味理論，應該是比《神農本草經》更早的五味本原理論。

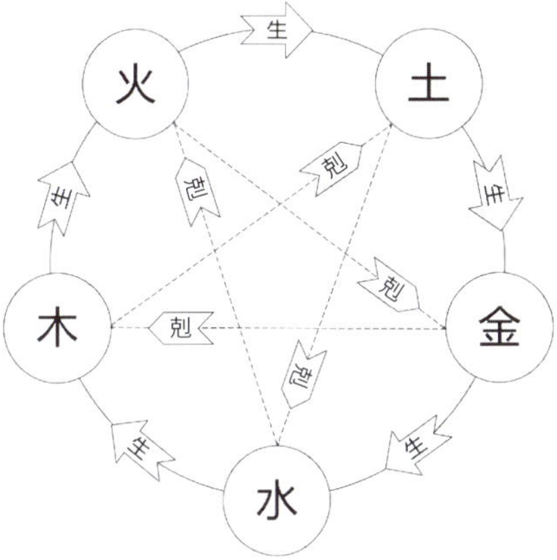

五行

第二，這種五味理論描述了一種全新的中藥屬性，即中藥的五行屬性。什麼意思呢？「味辛皆屬木，桂為之主。椒為火，薑為土，細辛為金，附子為水」，則桂為「木中木」，椒為「木中火」，薑為「木中土」，細辛為「木中金」，附子為「木中水」。這是一種與常規認知不同的用五行屬性描述的中藥藥性。

採用這種五行屬性的描述法，有很多好處，其一是便於理解不同中藥的相同之處，其二是便於理解不同中藥的不同之處，其三是便於理解中藥的主導五行和主導藥味，便於抓主要矛盾，其四是便於採用一個簡單的標準來統籌複雜多樣的中藥，其五是便於理解中藥品種進化和演化的源流路徑，其六是有可能為中醫藥臨床相關工作提供一個方法學範式。總之，好處很多。我在第一次看到這個五行屬性的描述時，就認定其一定是更為本原的中藥藥性內容，值得深入探索研究。

這段描述記載的二十五味中藥，我們習慣稱為「二十五味藥精」，這二十五味中藥的藥味是比較明確的，可以直接填入湯液經法圖，用於方劑功效特點的分析。例如，桂枝湯由桂枝、芍藥、生薑、大棗和甘草組成，這五味藥均在二十五味藥精中，即桂枝和生薑味辛，芍藥味酸，大棗和甘草味甘。了解到上述訊息，我們就可以分析整個方劑的功效特點了。

與此同時呢，也有很多中藥沒有被列入「二十五味藥精」中，例如柴胡、半夏、梔子、當歸、川芎、牛黃、朱砂、麝香、冰片、石膏等，這就只能透過分析確定了。這幾個中藥都是我們之前分析過的，尤其是在安宮牛黃丸、小柴胡湯那幾次課，我們分析得比較詳細，同學們可以再翻回去看看。基本的方法，就是功效藥理和法象藥理相結合，標識藥味與真實滋味相結合，臨床應用與傳統記載相結合，綜合判斷。這是目前最好的判定方式了，但依然可能會有錯誤，所以大家可以保持獨立思考，如果對課程中所講的某個藥的藥味有疑問，就自己去思考或者查資料。我們歡迎大家這樣做，也鼓勵大家這樣做，希望大家都進行有理有據的思考。

接下來，我們就分析一下「木中土」、「金中火」的可能涵義。

在「木中土」、「金中火」這樣的描述中，出現了兩個五行屬性，前面的叫做前位屬性，後面的叫做後位屬性。那麼，前位屬性和後位屬性，誰與現有中藥藥性理論的內容契合度比較高呢？這就需要我們以那二十五味藥精為資料來源，來做一個科學研究。

其實呢，這個研究我們已經做完了，整個研究過程及結果發表在《世界科學技術——中醫藥現代化》二〇二一年第二十三卷第二期上。大致的做法如下。首先，分別寫出《中國藥典》關於上述二十五個中藥的四氣、五味和歸經訊息的五行屬性，例如，熱性對應火，平性對應土，辛對應木，甘對應土，肝、膽對應木，肺、大腸對應金等。然後，把二十五味藥精的前位屬性和後位屬性，分別與這些訊息進行比較，看看哪些符合度高，哪些符合度低。

結果顯示，二十五味藥精的前位屬性，與《中國藥典》五味的整體符合度最高，為七六%，與《中國藥典》四氣的整體符合度最低，為二八%。二十五味藥精的後位屬性，與《中國藥典》歸經的整體符合度最高，為六八%，與《中國藥典》四氣的整體符合度最低，為八%。

從這個結果看，前位屬性大概指的就是藥味，後位屬性大概指的就是作用定位。

例如，「木中土」代表一個作用於脾土的辛味藥，考慮到辛味瀉脾，這就是一個典型的能瀉脾且能用於治療乾嘔、腹瀉的辛味藥。在二十五味藥精中，「木中土」是薑，包括生薑和乾薑。從功效上看，生薑味辛，可溫中止嘔，用於胃寒嘔吐，的確是典型的「木中土」。同時，生薑還發汗解表作用在肝，祛痰止咳作用在肺，這就又恰好是辛補肝和辛散肺的作用。所以，在「木中土」裡，木是主導屬性，辛味是主導藥味。所以，在前面講課的時候，無論是桂枝湯、葛根湯、理中丸，還是半夏瀉心湯，方中的乾薑或生薑都是按照辛味藥分析的。

類似的例子還包括：「水中土」——朮（白朮和蒼朮），燥濕苦味，主要作用於脾土；「水中水」——地黃，味苦補腎，主要作用於腎水；「木中金」——細辛，味辛溫肺化飲，主要作用於肺金。

當然，也存在不太符合的例子，比如說我們在講小柴胡湯時提到的黃芩和甘草。黃芩是「水中木」，前位屬性水代表苦味，苦能清熱，後位屬性木代表肝膽，但黃芩並不善於清肝膽熱，反而善於清肺熱。甘草是「土中木」，前位屬性土代表甘味，甘能補益，後位屬性木代表肝膽，但甘草的歸經中甚至沒有肝經、膽經。所以，這裡面還有一些尚未完全解決的疑惑。

不管怎樣，我們希望大家能夠記住中藥的五行屬性，記住「木中土」、「金中火」的表述方式，記住中藥的主導屬性和主導藥味，這些都是在應用湯液經法圖時必不可少的知識。

最後，大家可能已經注意到，在剛才提到的研究中，二十五味藥精的前位屬性和後位屬性與現有中藥藥性理論的四氣、五味和歸經的符合度，最高也未達到八〇%，更別說一〇〇%了。那麼，造成不符合的原因是什麼呢？我們該以哪個為準呢？

首先，主要就是歷史原因。我們之前和大家說過，中醫藥研究面臨的問題不是資料太少，而是資料太多，歷朝歷代的各種醫書和本草汗牛充棟。這種以千年為單位的傳承，一點問題都不出是很難的。換句話說，現在看到的中藥藥性理論，已經與本原的藥性理論不同了，這其中會摻雜歷朝歷代社會環境的影響和醫家個人的認識。

張仲景在撰寫《傷寒雜病論》時，為什麼要避道家稱謂呢？可能就是受社會環境的影響。現有的中藥藥性理論中，為什麼要納入最初並不存在的歸經理論呢？可能就是源自少數醫家的認識。這些因素，讓後來的藥性理論越來越複雜，越來越不純粹。現在對於藥性理論的各種現代科學解讀，也註定會影響後學。

讓我們透過例子，來看看這些複雜因素對藥性理論的影響。

第一個例子，是枳實。《輔行訣》對枳實的五行屬性描述是「金中木」，按照這個描述，枳實是一個酸味藥，酸收酸斂，主要作用於肝膽。從《中國藥典》記載的枳實藥性和功效來看，枳實的歸經為脾、胃經，與肝、膽經沒有關係。但是，枳實的功效是破氣消積、化痰散痞，能夠用於痞滿脹痛、痰滯氣阻。《名醫別錄》也記載其能夠「除胸脅痰癖」、「消脹滿」、「明目」。那麼，一個能夠治療胸痺脅痛、氣滯痞滿，能夠明目的中藥，是不是也可以歸肝經呢？所以說，中藥的歸經，有時並不準確。

到了清朝，醫家徐大椿終於發出「不知經絡而用藥，其失也泛；執經絡而用藥，其失也泥」的告誡，提醒臨床醫師要靈活對待歸經理論。

第二個例子，是大黃。《輔行訣》對大黃的五行屬性的描述是「火中木」，按照這個描述，大黃是一個鹹味藥。但在《中國藥典》和《中藥學》教材中，大黃都不是一個鹹味藥，而是一個標準的苦寒藥。為什麼大黃是苦味呢？很簡單嘛，具有清熱瀉火解毒作用的中藥，往往都是苦味的嘍。所以，有很多中藥的藥味，都是依據功效來確定的，這就是功效與藥味之間的關聯關係。

實際上，如果我們認真思考一下就會發現，假如藥味與功效真的存在這種強關聯關係，那麼，藥味屬性和功效屬性根本沒有獨立存在的價值，因為從一個就能得出另一個，基本是一回事，可以相互替代。既然現在不能相互替代，就說明這兩者之間不存在強關聯關係，而是一種複雜的離合關係。

所以，單純依靠功效來定義藥味，是不完整的。就大黃來說，這個中藥的真實滋味，根本就不是苦，而是澀，略帶鹹味。從功效上看，通便瀉下是它最主要的功效，而這明顯是瀉肺、瀉大腸的操作，而在湯液經法圖中，鹹味瀉肺。從產地上看，掌葉大黃和唐古特大黃的道地產區，分布在甘肅、青海、四川等西部地區，而西方對應肺金。

所以，大黃的味鹹是有理有據的。

好，總結一下。本節課主要是講中藥的五行屬性，這種五行屬性的記載與中藥的藥性理論之間存在相關性。其中，前位屬性與相應中藥的五味符合度最高，而後位屬性與相應中藥的歸經符合度最高，這個結論，可以幫助我們來判定二十五味藥精之外其他中藥的五行屬性。同時，我們也要注意到這種五行屬性與現代藥性認知的不同，這種不同是歷史傳承造成的偏差。

我們在湯液經法圖體系下思考問題時，就要把中藥的藥性切換到五行屬性模式，請大家記住這一點。

第十七講

溫清並用、宣降相合的麻杏石甘湯

從本節課起，我們正式開始講肺金病證的治療方。關於肺金病證，大家都不陌生，肺熱咳嗽就是最典型的肺金病證，新型冠狀病毒肺炎也是肺金病證，慢性阻塞性肺疾病還是肺金病證，所以，無論是常見病、流行病，還是慢性病，很多都與肺金病證有關，大家要掌握好這一類疾病的治療方。

肺金病證位於湯液經法圖的右下角區域，根據《輔行訣》的記載，「肺德在收，以酸補之，以鹹瀉之，以辛散之」。治療肺金疾病需要用到的中藥包括酸味藥、鹹味藥和辛味藥。接下來，我們就詳細給大家講一講。

按照常規，我們先給大家介紹一下《輔行訣》裡面的小補肺湯和小瀉肺湯，讓大家對「酸－鹹－辛」的組方配伍原理有一個直觀的認識。

小瀉肺湯：葶藶子三兩、大黃三兩、芍藥三兩。治咳喘上氣，胸中迫滿，不可臥者方。

小補肺湯：麥冬三兩、五味子三兩、旋覆花三兩、細辛一兩。治煩熱汗出，口渴，少氣不足息，胸中痛，脈虛者方。

看到這兩個方子，大家可能會覺得有些陌生，因為這裡面有些藥並不是最常見的肺病治療用藥，例如葶藶子、旋覆花和細辛。但是呢，從學習配伍原理的角度，這兩個方子的組方都是很經典的。我們來分析一下。

從組方用藥角度看，葶藶子和大黃為鹹味藥，芍藥為酸味藥，故小瀉肺湯的組方結構是「二鹹一酸」。麥冬和五味子是酸味藥，旋覆花是鹹味藥，細辛是辛味藥，小補肺湯的組方結構是「二酸一鹹一辛」。所以，二者都是補瀉兼施的組方。其中，小瀉肺湯以鹹味為主，鹹味瀉肺；小補肺湯以酸味為主，酸味補肺。

為了便於大家理解和記憶，我們再來說說其中的藥。

從上節課講的二十五味藥精來看，大黃和旋覆花的鹹味，芍藥和五味子的酸味，細辛的辛味，都是二十五味藥精中明確提到的。需要討論的，一個是麥冬，一個是葶藶子。

麥冬也出現在二十五味藥精中，屬性為「土中金」，按理說應該為甘味藥。但是呢，我們希望大家注意，現有的《輔行訣》原文，都不是真正的原文，而是傳抄本文字。真正的《輔行訣》原文已經被毀。這裡面，有張大昌自己的傳抄本，也有他的弟子的傳抄本，這些傳抄本之間也是有不同之處的。

例如，我們上節課講的二十五味藥精的科學研究，使用的底本就是一九六五年范志良的抄本，在這個抄本裡面，麥冬是「土中金」，主導藥味為甘味。但是，在一九七四年張大昌的抄本中，麥冬就是「金中土」，主導藥味就是酸味。其實，不管是「土中金」還是「金中土」，都離不開肺金，這與麥冬養陰生津潤肺的功效是吻合的。所以，參考其他抄本的記載，參考其他一些資料，我們將麥冬的主導藥味定為酸味。

再來看看葶藶子。

《中國藥典》裡面，只有兩個中藥的功效記載是「瀉肺」，一個是葶藶子，一個是桑白皮。這兩個藥瀉肺的原因，是它們在平喘止咳之外，還都能夠利水，瀉掉體內多餘的水。但不管怎樣，葶藶子的鹹味與瀉肺構成了完美的關聯關係。大家可以利用這種關聯關係，來記住葶藶子的鹹味。

桑白皮呢？桑白皮其實是一個甘味藥，如果需要治療肺實病證，最好配伍苦味藥，透過苦甘化鹹來實現瀉肺的目的。桑白皮不是經常與黃芩配伍形成藥對嗎？這就是經典的苦甘化鹹瀉肺的配伍。

說到這呢，也請大家記住苦甘化鹹瀉肺的配伍模式，我們後面會多次講到。

好，透過剛才的講解，大家應該明白了。肺金病證的治療需要分虛實，肺實證以鹹瀉為主，肺虛證以酸補為主。小瀉肺湯採用「二鹹一酸」的配伍，實現了瀉肺，主治肺實咳喘；小補肺湯採用「二酸一鹹一辛」的配伍，實現了補肺，主治肺虛內熱。為什麼用辛味藥呢？因為辛散肺，既能用於補肺，也能用於瀉肺。

了解了這些基本內容，我們再來看看今天的主角，麻杏石甘湯。

麻杏石甘湯，也叫麻杏甘石湯，是經典的肺病治療方之一。《傷寒雜病論》將之用於「汗出而喘，無大熱者」，現代臨床常將之用於肺熱咳喘。麻杏石甘湯的神奇，主要在於它常作為底方出現在諸多咳嗽類中成藥的組方中，我們隨便就能列舉十個以上，如：連花清瘟顆粒、金花清感顆粒、止嗽定喘丸、麻杏甘石軟膠囊、麻杏止咳糖漿、咳喘寧片、消咳寧片、克咳膠囊、小兒麻甘顆粒、小兒肺熱咳喘口服液、小兒咳喘靈合劑等。

包含有麻杏石甘湯的中成藥那麼多，以至於我們在判斷中成藥處方的合理性時，都可以直接根據咳嗽類中成藥裡面有沒有麻黃這一個指標，來作為重複用藥的判定依據。

那麼，為什麼麻杏石甘湯如此神奇呢？關鍵還是在於其組方精妙。

麻杏石甘湯由四味藥組成，分別是麻黃四兩、杏仁五十個、甘草二兩、石膏半斤。能夠清宣肺熱，止咳平喘，用於邪熱壅肺證，表現為咳嗽、氣喘、身熱、口渴等。

如果從湯液經法圖角度看，很顯然，咳嗽氣喘是肺實證的表現，麻杏石甘湯應該是以瀉肺為主的治療方。那麼，它是怎麼瀉肺的呢？怎麼實現治療肺金病證的「鹹—酸—辛」配伍結構的呢？我們來看看。

第一，麻黃。

麻黃是「鹹—酸—辛」配伍結構中的辛味藥，而且是作用比較強的辛味藥。辛味藥的三個作用，補肝、瀉脾和散肺，麻黃占了其中的兩個，即補肝和散肺。補肝，體現在發汗解表，麻黃的發汗作用，比「木中木」的桂枝還要強。散肺，體現在宣肺平喘，現在很多止咳藥直接用鹽酸麻黃鹼來止咳，就是麻黃散肺作用在現代醫學上的應用。大家想想，為什麼麻黃的功效叫做宣肺而不是清肺？實際上，一方面是與其藥性溫熱相關，另一方面與其辛味散肺有關。《輔行訣》原文記載「肺苦氣上逆，急食辛以散之，開腠理以通氣也」，描述的就是這種辛味散肺、宣肺氣、開肺閉的作用。

所以，麻黃用在麻杏石甘湯裡面的目的，主要不是發汗，而是宣肺散肺。

第二，石膏。

很多人覺得，清熱瀉火的石膏應該是麻杏石甘湯裡面的主藥，畢竟這是一個治療肺熱咳喘的方子嘛！並且總是將石膏與麻黃進行比較，認為石膏與麻黃共用，一寒一熱，既能防麻黃助熱，也能防石膏太寒。

其實呢，從湯液經法圖角度看，石膏很可能是「鹹─酸─辛」配伍結構中的酸味藥。為什麼這麼說呢？雖然石膏在《中國藥典》中標示的性味歸經及功效為「甘、辛，大寒。歸肺、胃經。清熱瀉火，除煩止渴」，但這是功效藥理的觀點，不是法象藥理的觀點。從法象藥理的角度看，石膏是白虎湯的主藥，而白虎屬於西方之神，而且石膏的自然顏色為白色與灰白色，再加上石膏止渴生津的作用，煅石膏斂瘡生肌的作用，我們有理由推測，石膏其實是一個酸味藥，它的五行屬性，要麼是「金中金」，要麼是「金中土」。

有了麻黃的辛味，有了石膏的酸味，餘下的自然就是鹹味。鹹味怎麼來呢？對！就是我們前面提到的，透過五味配伍化合的方法轉化而來。大家看，苦杏仁是苦味藥，甘草是甘味藥，而苦甘化鹹正好可以發揮鹹味瀉肺的作用。所以，具有止咳平喘作用的苦杏仁，與具有止咳化痰作用的甘草配伍使用，就可以得到瀉肺平喘的鹹味。

於是，麻杏石甘湯的組方四味藥，完美地構成了苦杏仁與甘草配伍苦甘化鹹瀉肺、石膏味酸補肺、麻黃味辛散肺的「鹹—酸—辛」配伍，是「二鹹（苦甘化鹹）一酸一辛」的配伍結構，巧妙精當。從功效上看，這其實不是一首單純的瀉肺方，而是補瀉兼施、以瀉肺為主的方劑。我

麻杏石甘湯配伍原理圖

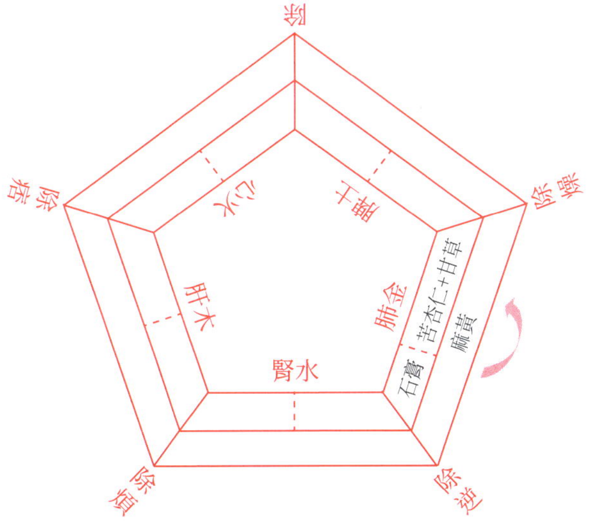

們總說麻杏石甘湯溫清並用、宣降相合，其實溫清並用、宣降相合就是補瀉兼施的同義詞。說麻杏石甘湯瀉肺，就是說它能夠治療咳嗽、氣喘、身熱，說麻杏石甘湯補肺，就是說它能夠治療汗出、口渴、煩躁。

這就是麻杏石甘湯的組方和功效特點，希望大家記住。明確了麻杏石甘湯的組方配伍特點，那麼關於麻杏石甘湯的各種爭議，就可以得到解答了。

問題一：麻杏石甘湯的君藥是誰？

答：麻杏石甘湯君藥的位置，長期以來都是麻黃和石膏同時坐的。但是，從麻杏石甘湯以瀉肺為主的功效來看，麻黃不瀉肺，石膏也不瀉肺，真正瀉肺的是苦甘化鹹組合苦杏仁與甘草，所以從功效主導的角度看，麻杏石甘湯中似乎是苦杏仁與甘草共為君藥更為確切。

問題二：麻杏石甘湯是不是辛涼解表劑？

答：從麻杏石甘湯「二鹹（苦甘化鹹）一酸一辛」的配伍來看，它的作用定位是在肺金病證，而不是其他臟腑的疾病。

從湯液經法圖角度看，《方劑學》教材中的解表劑，例如桂枝湯、麻黃湯、銀翹散、桑菊飲等，都是以「辛－甘」配伍為主的。所以，在確定一個方劑是不是解表劑的時候，不應該只看有沒有辛味藥，因為辛味既能補肝也能散肺，而是應該看配伍使用的其他中藥，是以甘味為主，還是以鹹味和酸味為主，當然還有配比用量等。從這個角度看，麻杏石甘湯雖然含有麻黃，但畢竟是以瀉肺為主的肺金治療方，所以不是解表劑，更不是辛涼解表劑。含有麻黃和石膏的以解表為主的方劑，其實是越婢湯。

換句話說，含有麻杏石甘湯底方的感冒類中成藥，一定要在出現咳嗽咳痰後再吃，單純的怕冷發熱、鼻塞流涕和四肢痠痛，不是肺金病證，也不是麻杏石甘湯的適應證。

問題三：怎麼在麻杏石甘湯的基礎上加減用藥？

答：明確了麻杏石甘湯補瀉兼施、以瀉肺為主的治療特點後，加減用藥就很簡單了。

其一，甘草是不能減去的，因為沒了甘草，苦杏仁就不能苦甘化鹹了，瀉肺之力自然受到影響。所以，一些中成藥在將麻杏石甘湯當成底方的同時去掉甘草，可能並不是明智的做法。

其二，要想保證麻杏石甘湯的治療方向不變，可以根據症狀表現，增加鹹味藥、辛味藥和酸味藥這三類，還得保持以鹹味為主。例如，可以配伍鹹味藥葶藶子、大黃、貝母，或者同時配伍黃芩與桑白皮，桔梗與百部，這些都是苦甘化鹹的組合。此外，還可以配伍辛味藥金銀花、魚腥草、紫蘇子、細辛等。當然，也可以配伍酸味藥麥冬、五味子，甚至是罌粟殼。不過，需要注意的是，如果配伍太多的酸味藥，治療方向就會由瀉肺變成補肺。需要瀉肺和需要補肺的兩類病證是不一樣的，咳嗽痰多的時候不宜服用鎮咳藥。其實也可以從瀉肺和補肺對立的角度進行解釋——既然是瀉肺祛痰止咳，那就少用補肺的酸味中藥。

看完上面這段論述，大家發現了什麼？對，湯液經法圖不僅能用於解釋方劑的配伍結構，而且能用於指導方劑的加減用藥。

問題四：治療肺熱咳喘的麻杏石甘湯為什麼要用熱性藥？

答：中藥藥性理論的內容很多，包括四氣、五味、歸經、升降沉浮和有毒無毒。其中，與中藥功效關係最密切的是五味理論，是辛鹹甘酸苦，而不是四氣，即寒熱平溫涼。所以，希望大家不要過於局限於寒熱。麻杏石甘湯可以治療肺熱咳喘，也可以用於治療熱象不明顯的其他咳喘，只要是以咳嗽、有痰、氣喘、胸悶為主的肺實病證，不管有熱沒熱，還是外寒內熱，都可以用麻杏石甘湯。即使從四氣角度看，麻杏石甘湯的組方也不是單純的寒涼，而是寒熱並用，溫清並舉。

同時，麻杏石甘湯的作用強度大概屬於中等，比二陳丸、三子養親湯這樣的方劑強，但比小瀉肺湯、大瀉肺湯這樣的方劑弱。小瀉肺湯和大瀉肺湯治療的已經不僅僅是咳嗽有痰的問題，而是咳嗽痰多到「胸中迫滿、不可臥」的狀態了。所以，鹹味藥用得越多，例如葶藶子、旋覆花、厚朴、貝母、大黃等，方劑的瀉肺作用越強，越能治療咳嗽、痰多、喘滿的問題。

好，這就是從湯液經法圖角度詮釋的麻杏石甘湯，希望能夠為大家提供一個思路，幫助大家在臨床上使用好這個經典的肺病治療方。

第十八講

新型冠狀病毒肺炎的中醫藥治療

二〇一九至二〇二一年全世界最大的事情，就是COVID-19（即新型冠狀病毒肺炎，簡稱新冠肺炎，為行文方便，以下均以新冠肺炎稱之）疫情。面對新冠肺炎疫情問題，中國給出了標準答案，即最大限度地救治患者，減少傳播，做到了一個負責任大國該做的事。其中，積極運用中醫中藥對新冠肺炎患者展開救治，是這個標準答案中不可或缺的內容。

學術界有中醫優勢病種的概念，像新冠肺炎這樣的外感發熱性疾病，就屬於中醫優勢病種，適合採用中醫中藥來治療。今天，就讓我們從湯液經法圖角度來看看新冠肺炎治療方的配伍特點吧。

新冠肺炎是中醫優勢病種，意味著中醫藥防治新冠肺炎有優勢，優勢在哪裡呢？我們來簡單說說。

如果現在問大家，中醫藥理論實踐體系最大的特點是什麼？或許有人會說，是辨證論治；也有人會說，是陰陽五行；還有人會說，是臨床驗方、效方眾多。但實際上，這些可能都不對。中醫藥理論實踐體系最大的特點，我們認為是整體觀。

什麼是整體觀？就是一種看待問題的態度，比如看問題時是從局部入手，還是從整體入手？是把各部分看成是分割的，還是把各部分看成是聯繫的？是盲人摸象，還是一覽無餘？從整體入手、把各部分看成是聯繫的，就是整體觀。

中醫藥理論實踐體系的整體觀認知，其實是源於中國傳統文化的，是華夏文化在醫學領域的投影。我們常說的「不謀萬世者，不足謀一時；不謀全局者，不足謀一域」，就是這個意思。而且這種整體觀，是多層次、多維度的整體觀。比如說，天人合一，人體與大自然是一個整體。比如說，肺開竅於鼻，人體的不同器官組織之間是一個整體。比如說，「見肝之病，知肝傳脾，當先實脾」，疾病的發生發展也是一個整體，從哪裡來，到哪裡去，都是清楚的。

其實呢，中醫藥治療新冠肺炎的優勢，也都蘊含在這個整體觀裡。我們簡單來說說。

第一，新冠肺炎的病因，從現代醫學的角度看，是新型冠狀病毒，一個變異後的冠狀病毒；但從中醫中藥的角度看，病毒永遠都在，所以新冠肺炎的真正病因不是病毒，而是改變了病毒傳播性和人群易感性的環境。這種環境，不是用溫度和濕度記錄的，而是用陰陽五行記錄的。《黃帝內經》裡面有五運六氣的概念，五運六氣裡面有溫癘的概念。什麼是溫癘？就是劇烈的流行性傳染病。什麼時候容易發生溫癘？不同的年份容易發生溫癘的時間不一樣，最近幾年的情況是：二〇一九年是六之氣（十二月七日〔大雪〕至次年二月四日〔立春〕），二〇二〇年是五之氣（十月八日〔寒露〕至十二月七日〔大雪〕），二〇二一年是二之氣（四月四日〔清明〕至六月五日〔芒種〕）。大家看看，這幾個時間段，是不是就是中國大幅出現新冠肺炎本土病例的時間段呢？

為什麼《黃帝內經》五運六氣理論專門劃定了上述幾個時間段呢？原因就在於整體觀。從整體觀的角度來看，人是大自然的一部分，大自然有什麼樣的變化，人就有什麼樣的變化。根據大自然的變化，就可以預測人體可能發生的變化。從五運六氣角度看，這幾個時間段均屬於「火居非火位」的錯位時間段，所以容易發生以發熱為主的溫癘。

除了時間，空間也可以預測。二〇一九己亥年土運不足，災五宮。哪裡是五宮呢？就是中部地區，而湖北武漢恰好是中部地區的最中間。

關於這個內容的系統論述，我們專門寫了一篇學術文章，叫做〈從五運六氣角度探討新型冠狀病毒肺炎的發病、診斷及治療〉，發表在《醫學爭鳴》雜誌二〇二〇年第十一卷第一期上，感興趣的朋友們可以去找來看看。

第二，新冠肺炎的治療，從現代醫學角度看，最根本的策略就是尋找抗病毒的特效藥，除此之外，其他的藥物治療手段都是輔助和支持性的。但是很遺憾，目前的這些抗病毒藥，無論是瑞德西韋（Remdesivir）還是阿比多爾（Arbidol），仍然都在試用期，療效都不確定。[2]

但是，從中醫藥的角度看，從來就不存在單獨的病毒，在病毒感染人之後，存在的就只有病毒—人複合體。既然是複合體，那麼在治療的時候，就不能只盯著病毒，而是要盯

2 瑞德西韋是目前唯一拿到美國FDA抗COVID-19適應症的藥物，台灣已於二〇二〇年正式核准使用；阿比多爾為前蘇聯在一九七〇年代開始研發的抗流感藥物，在中、俄等地亦用於治療COVID-19。

著病毒—人這個複合體的狀態特點。不同的體質，會使這個複合體的狀態不同；不同的疾病進展階段，也會使這個複合體的狀態不同。所以，中醫中藥對新冠肺炎的治療，是分型分期的。分型的目的，就是考慮不同的人群形成的不同複合體狀態；分期的目的，就是考慮不同的疾病進展階段的不同複合體狀態。當然，在這個基礎上，還需要針對患者個體的特殊情況，略作加減。

為什麼在國家版的新冠肺炎診療方案中，相對於寥寥數語的西藥抗病毒藥，中藥的治療方寫了洋洋灑灑的好幾頁呢？原因就在於，我們看的不是病毒，而是病毒—人複合體。這個複合體會受到多個因素的影響，會表現出多個不同的狀態，我們要一一考慮到，所以就比較複雜。

相信我，一個能夠區分患者類型並且給予區別治療的醫學體系，一定比千篇一律、千人一種抗病毒藥的醫學體系要好。

從目前的新冠肺炎臨床治療實踐上看，中醫藥展現出良好的治療效果。例如，對於新冠肺炎的治療專方清肺排毒湯，在二〇二〇年四月十七日的國務院聯防聯控機制新聞發布會上，專家表示，「各項臨床觀察和初步的基礎研究表明，清肺排毒湯是一個適用於輕型、普通型、重型新冠肺炎的通用方劑，具有速效、高效、安全的特點。所以我們認為，清肺排毒湯是治療此次新冠肺炎的特效藥」。當時發布的臨床數據顯示，服用清肺排毒湯治療的一千二百六十二例新冠肺炎患者中，有一千二百五十三例治癒出院，占九九．二八%。而且，這一千二百六十二例病例中，沒有發生輕型轉為重型以及普通型轉為重型的情況。

這就是中醫藥的療效，切切實實的療效。

那麼接下來，我們就從湯液經法圖角度，來看看新冠肺炎患者的五臟虛實狀態與相關治療方的五味補瀉特點。

我們反覆和大家說，湯液經法圖是一個完整的診斷治療體系，它透過五臟虛實辨證來認識疾病，透過五味補瀉用藥來治療疾病。那麼，新冠肺炎是什麼樣的疾病呢？

新冠肺炎，病位應該在肺。根據《新型冠狀病毒肺炎診療方案（試行第七版）》（中國國衛辦醫函〔2020〕184號，下文簡稱「第七版診療方案」）的描述，我們將新冠肺炎輕型、普通型和重型的症狀表現列表如下。

表二　新冠肺炎輕型、普通型和重型的症狀表現

分期	分型	症狀表現
輕型	寒濕鬱肺證	發熱，乏力，周身痠痛，咳嗽，咳痰，胸緊憋氣，納呆，噁心，嘔吐，大便黏膩不爽
	濕熱蘊肺證	低熱或不發熱，微惡寒，乏力，頭身困重，肌肉痠痛，乾咳痰少，咽痛，口乾不欲多飲，胸悶脘痞，無汗或汗出不暢，嘔惡納呆，便溏或大便黏膩不爽
普通型	濕毒鬱肺證	發熱，咳嗽痰少，或有黃痰，憋悶氣促，腹脹，便祕不暢
	寒濕阻肺證	低熱，或身熱不揚，或未熱，乾咳少痰，倦怠乏力，胸悶脘痞，嘔惡，便溏
重型	疫毒閉肺證	發熱面黃，咳嗽，痰黃黏少，或痰中帶血，喘憋氣促，疲乏倦怠，口乾苦黏，噁心不食，大便不暢，小便短赤
	氣血兩燔證	大熱煩渴，喘憋氣促，譫語神昏，視物錯瞀，或發斑疹，或吐血衄血，或四肢抽搐

匯總上面的症狀即可發現，新冠肺炎的高頻症狀主要包括：發熱、乾咳痰少、喘憋氣促、胸悶脘痞、乏力倦怠、噁心嘔吐和便祕。聯想一下之前講的內容，我們發現：喘憋氣促、胸悶脘痞和便祕這樣的症狀，非常接近大、小瀉肺湯所治療的「咳喘上氣」、「胸中

迫滿」和「便祕」，而腹脹、噁心、嘔吐、嘔惡、納呆這樣的症狀，非常接近之前講過的大、小瀉脾湯所治療的「腹中脹滿」、「乾嘔」和「不能食」。

所以，新冠肺炎很可能是肺實合併脾實的病證，以肺實證為主，代表性症狀為咳嗽喘憋、脘痞嘔惡和大便不暢。

既然是肺實合併脾實的病證，那麼在治療上就要瀉肺金合併瀉脾土。瀉肺金用鹹味，瀉脾土用辛味，同時，辛味還能散肺，能輔助鹹味完成瀉肺的目的。所以，新冠肺炎的治療原則應該是用鹹瀉肺，用辛瀉脾，簡稱「鹹辛瀉肺脾」。

那麼，臨床上用的新冠肺炎治療方，是不是「鹹辛瀉肺脾」的配伍結構呢？我們來看看。

第一類方子，**是寒濕鬱肺證的治療方**。

《新型冠狀病毒感染的肺炎診療方案（試行第五版）》（中國國衛辦醫函〔2020〕103號，下文簡稱「第五版診療方案」），推薦的寒濕鬱肺證治療方如下：蒼朮15g、陳皮10g、厚朴10g、藿香10g、草果6g、生麻黃6g、羌活10g、生薑10g、檳榔10g。

第七版診療方案推薦的寒濕鬱肺證治療方如下：生麻黃6g、生石膏15g、杏仁

9g、羌活15g、葶藶子15g、貫眾9g、地龍15g、徐長卿15g、藿香15g、佩蘭9g、蒼朮15g、茯苓45g、生白朮30g、焦三仙（焦山楂、焦麥芽、焦神曲）各9g、厚朴15g、焦檳榔9g、煨草果9g、生薑15g。

粗略數一數就知道，在這兩個方子中，使用最多的是辛味藥，包括藿香、麻黃、羌活、生薑、佩蘭、草果、陳皮、徐長卿。接下來應該是鹹味藥、苦味藥和甘味藥。鹹味藥包括厚朴、葶藶子和地龍，苦味藥包括白朮、蒼朮、貫眾和檳榔，甘味藥包括茯苓、焦麥芽和焦神曲。考慮到苦甘化鹹的配伍轉化關係，這些苦味藥和甘味藥是可以轉化為鹹味的，例如蒼朮＋茯苓，焦檳榔＋焦麥芽。最後，還有酸味藥石膏。

由此可見，上面這兩個方子基本符合「鹹辛瀉肺脾」的配伍結構，而且第七版診療方案的推薦方用藥更多，鹹瀉肺和辛瀉脾的力量都加強了。

第二類方子，是**疫毒閉肺證的治療方**。

第五版診療方案推薦的疫毒閉肺證治療方如下：杏仁10g、生石膏10g、瓜蔞30g、生大黃6g（後下）、生麻黃6g、炙麻黃6g、葶藶子10g、桃仁10g、草果6g、檳榔10g、蒼朮10g。

第七版診療方案推薦的疫毒閉肺證治療方如下：生麻黃6g、杏仁9g、生石膏15g、甘草3g、藿香10g、厚朴10g、蒼朮15g、草果10g、法半夏9g、茯苓15g、生大黃5g（後下）、生黃芪10g、葶藶子10g、赤芍10g。

同樣的，在這兩個方子中，辛味藥與鹹味藥占主要地位。只不過，與寒濕鬱肺證治療方相比，疫毒閉肺證的這兩個治療方中，辛味藥的使用少了，鹹味藥的使用多了。比方說，第五版診療方案的那個推薦方中，大黃、葶藶子均為鹹味藥，杏仁＋瓜蔞、蒼朮＋瓜蔞也都是苦甘化鹹的組合，而辛味藥卻只有麻黃和草果。

第七版診療方案的方子呢？其實就更明顯了。它不僅包含有瀉肺平喘的麻杏石甘湯底方，而且增加了鹹味藥大黃、厚朴和葶藶子。同時，苦味止咳藥苦杏仁與甘味止咳藥甘草配伍，苦甘化鹹瀉肺。辛味藥麻黃宣肺平喘，作用於肺。辛味藥草果、藿香和半夏祛痰濕，作用於脾。蒼朮和黃芪呢？一個燥濕，一個補氣，都是作用於脾。

所以，這兩個疫毒閉肺證的治療方，也是符合「鹹辛瀉肺脾」配伍結構的。

如果要我來評價上面四個方劑，我會認為第七版診療方案中疫毒閉肺證的這個治療方是最合理的。為什麼這麼說呢？因為這個方子裡面，沒有多餘的苦味藥，沒有多餘的甘味藥，而且增加了酸味藥石膏和赤芍，兼顧了肺虛病證表現（低熱、口乾痰少），應對複雜病情的能力更強。

其他幾個方子，要麼是在採用麻杏石甘湯時丟了甘草，要麼是方子中配伍了過多的苦味藥，從湯液經法圖角度看，在肺金病證治療上，這就是配伍不足或冗餘的表現。

讓我們把第七版診療方案疫毒閉肺證的治療方填在湯液經法圖裡，以加深一下大家的印象。

第三類方子，讓我們來看看**清肺排毒湯**。

首先給出清肺排毒湯的組方：麻黃9g、炙甘草6g、杏仁9g、生石膏15–30g（先煎）、桂枝9g、澤瀉9g、豬苓9g、白朮9g、茯苓15g、柴胡16g、黃芩6g、薑半夏9g、生薑9g、紫菀9g、款冬花9g、射干9g、細辛6g、山藥12g、枳實6g、陳皮6g、

新冠肺炎疫毒閉肺證治療方配伍原理圖

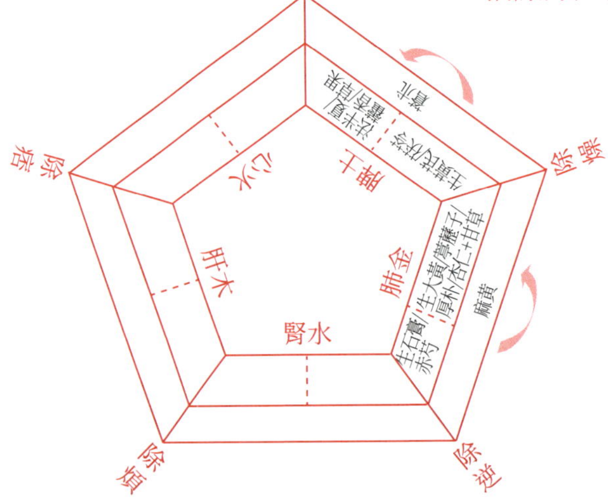

藿香9g。

清肺排毒湯的療效，前面已經提到了，這是一個適用於輕型、普通型和重型新冠肺炎的通用方劑。從組方上看，清肺排毒湯是在經方麻杏石甘湯、小柴胡湯、射干麻黃湯和五苓散的合方基礎上加減而來的。所以，我們只要弄清楚了上述這四個方劑的五味補瀉特點，也就明確了清肺排毒湯的五味補瀉特點。

其中，麻杏石甘湯，前面已經講過了，是一個以瀉肺為主、補瀉兼施的方劑，配伍結構為「二鹹（苦甘化鹹）一酸一辛」。

小柴胡湯，前面也講過了，是一個具有同時治療肝木、脾土和肺金病證潛力的方劑，補瀉兼施，以補肺金合併補脾土為主。當然，這裡說的小柴胡湯，應該是加上酸味藥芍藥的組方。只有加上酸味，小柴胡湯才能更多地作用於肺金，才能更多地表現出補肺補脾的作用。如果沒有芍藥，辛酸不能化甘，小柴胡湯的作用就只是對脾土病證的補瀉兼施，並且以瀉脾為主。清肺排毒湯只是使用了小柴胡湯裡面的柴胡、黃芩、半夏、生薑和甘草，沒有人參和大棗，也沒有芍藥，所以僅僅從這幾味藥來看，清肺排毒湯使用的是小柴胡湯瀉脾的作用，而不是補脾和補肺的作用。當然，這種瀉脾的作用，恰恰符合新冠肺炎「鹹辛瀉肺脾」的治則治法。

射干麻黃湯，從組方和功效來看，也是一個經典的瀉肺兼瀉脾的方劑，其中瀉肺的鹹味全部由苦甘化鹹而來，包括射干＋大棗，紫菀＋款冬花。為什麼紫菀與款冬花是一個經常同時出現的藥對呢？從湯液經法圖角度看，只有苦甘化鹹才能有效地瀉肺，才能有效地止咳平喘，這是五味配伍化合理論與中藥藥對的關係。除此之外，五味子是用於補肺的，細辛和麻黃一樣，是用於散肺的，半夏和生薑在小柴胡湯中就出現過，是瀉脾祛痰濕的。

最後一個，**五苓散**。這個方子也有很多東西可以講，大家先記住，這個方子是腎水病證的治療方，功效特點是補瀉兼施、以瀉腎為主。此方用在清肺排毒湯裡面是為了增強祛寒濕的作用。

除了這四個組成部分之外，清肺排毒湯還增加了藿香、陳皮和枳實，其中，藿香和陳皮辛瀉脾，枳實酸補肺，還是離不開脾土和肺金。

好，四個基本方和用藥加減講完了，我們把它們合在一起，填在湯液經法圖裡，如次頁圖所示。

可以看出，清肺排毒湯是一個以瀉肺合併瀉脾為主、兼有瀉腎、補瀉兼施的治療方。

之前我們講，新冠肺炎的病因病機是肺實合併脾實，治則治法是「鹹辛瀉肺脾」，這兩者是符合的。

清肺排毒湯的組方用藥多，大家要好好理解，要學會從湯液經法圖的角度認識它。

好了，本節課就到這裡。這節課的內容有些多，希望大家好好消化。

其實關於新冠肺炎的中醫藥治療這個話題，我們可以講的內容非常多，再講兩節課都講不完，我們就不展開了。

最後給大家留一個問題，我們說新冠肺炎的病因病機主要是肺實合併脾實，那清肺排毒湯除了瀉肺瀉脾之外兼有的瀉腎作用該怎麼理解呢？是不是適合所有人呢？瀉腎會不會出現什麼問題呢？

清肺排毒湯配伍原理圖

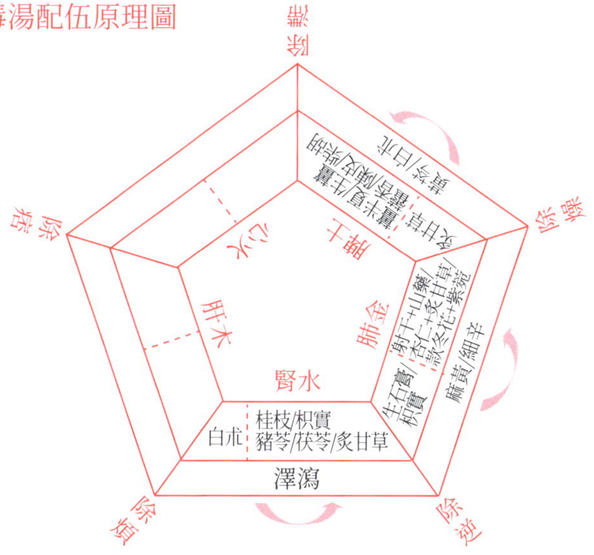

第十九講

肺脾同補三方與肺腎同補三方

在前面講肺金病證治療方的時候，我們給大家介紹了小瀉肺湯和小補肺湯。其實在當時，大家可能就已經發現，小補肺湯的組方（麥冬、五味子、旋覆花和細辛）與我們現在的一個常用中成藥有些像，對，就是生脈飲（《方劑學》中對應的方子為生脈散）。

小補肺湯以酸味為主，用了兩個酸味藥，一個是麥冬，一個是五味子，而這兩個藥就是生脈散裡面的主藥。所以，可以說，生脈散繼承了小補肺湯的衣缽，是一個補肺之方，以酸味為主。今天呢，我們就給大家講講補肺之方。

不過，由於目前常見的補肺之方都不是單純定位於肺金，而是在定位於肺金的同時還兼顧脾土或腎水，所以我們本節課講的六個方子，三個是肺脾同補的，三個是肺腎同補的。

首先，我們來看看肺脾同補的三個方，它們分別是生脈散、麥門冬湯和清燥救肺湯。

先來看看這三個方子的補肺之功。在這三個方子中，麥門冬湯能夠滋養肺胃，降逆下氣，主要用於虛熱肺痿證和胃陰虛證。看看，裡面有肺金。清燥救肺湯能夠清肺潤燥，益氣養陰，主要用於溫燥傷肺所致的氣陰兩虛證。看看，裡面也有肺金。生脈散，雖然《方劑學》教材將之歸為補氣劑，但從其實際上治療的乾咳少痰、咽乾舌燥來看，還是與肺金有關。

所以，這三個方子都是治療肺金病證的。它們不僅都可以治療肺金病證，還能夠治療口渴、咽乾、心煩和乾咳。其中的口渴、口乾，是《輔行訣》中小補肺湯、大補肺湯所治療的肺虛病證的代表性症狀。大家注意，我們現在辨證時，一般會認為口渴、口乾是胃陰虛有熱的表現，但是在湯液經法圖體系裡面，口渴、口乾卻是肺虛病證的典型表現，這一點大家要注意。

所以，生脈散、麥門冬湯和清燥救肺湯，都是補肺之方。那麼，它們是怎樣實現補肺功效的呢？有什麼側重點呢？

這就是選藥和配伍的技巧了。

在這三個方子中，**生脈散**用藥最少，僅麥冬、五味子和人參三味藥，是「二酸一甘」的配伍結構。從《方劑學》的記載來看，其傳統用量為人參五分、麥冬五分、五味子七粒，現代用量為人參1.5g、麥冬1.5g、五味子3g。從《中國藥典》的記載來看，中成藥生脈飲的用量配比是：紅參100g、麥冬200g、五味子100g。所以，無論從哪個角度看，生脈散的主導藥味，都是當之無愧的酸味；生脈散的主導功效，都是當之無愧的補肺。

在酸味藥補肺的同時，方中還有甘味藥補脾，所以生脈散是肺脾同補的方子。當然，如果我們從湯液經法圖外圈「五除」的角度看，酸味藥和甘味藥搭配的方劑，同時還具有除逆的作用。

生脈散配伍原理圖

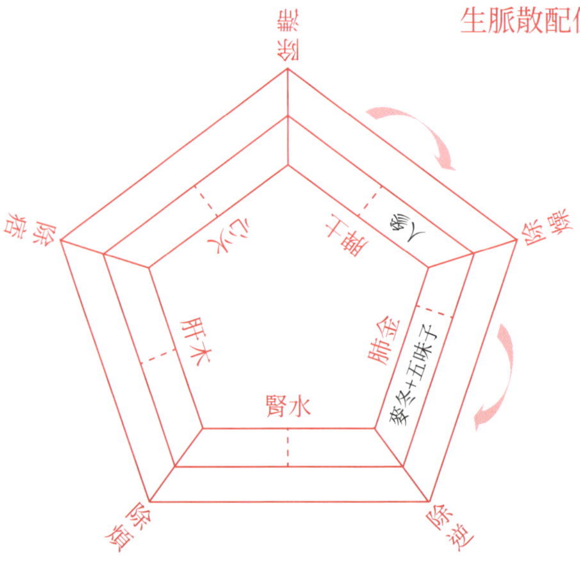

麥門冬湯，是一首《傷寒雜病論》裡的經方，從名字上就能看出來，主藥是麥冬。除了麥冬之外，麥門冬湯還含有半夏、人參、甘草、粳米和大棗。在這個組方中，麥冬是酸味藥，半夏是辛味藥，人參、甘草、粳米和大棗是甘味藥。

單從藥味組成數目上看，似乎甘味藥的占比更高，但是呢，如果我們來看看用量，就會有不一樣的認識。根據《傷寒雜病論》的記載，麥門冬湯中的藥物用量為：麥冬七升，半夏一升，人參三兩，甘草二兩，粳米三合，大棗十二枚。按照《方劑學》的折算方法，麥冬為168g，半夏為24g，人參9g，甘草6g，粳米9g，大棗12枚。按照這個用量配比，麥冬的優勢太大了，自然會占主導地位。

辛味藥半夏，一方面能夠辛味瀉脾祛痰濕，與甘味藥

麥門冬湯配伍原理圖

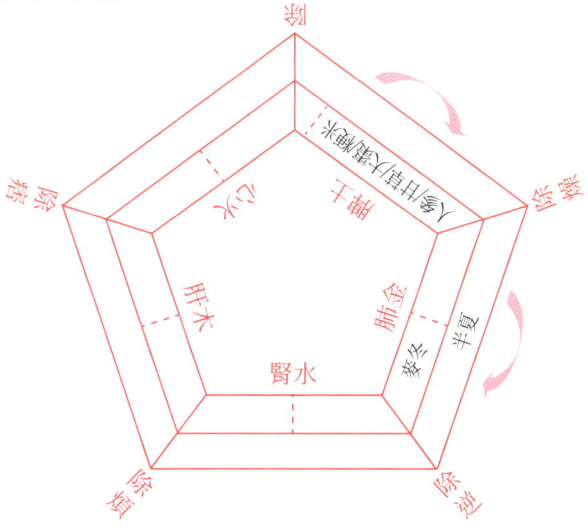

人參、甘草、粳米和大棗共同起到補瀉兼施、以補為主的補脾作用；另一方面，辛散肺，還能輔助酸味藥麥冬用於肺虛痰阻類疾病的治療。大家知道，麥門冬湯常常用於口乾咽燥、咳痰不爽、咽喉不利等咽部疾病的治療，這很可能就是其補肺散肺作用的體現。

所以，麥門冬湯以「一酸一辛四甘」的配伍結構，完成了肺脾同補的使命。

最後，再來看看清燥救肺湯。

清燥救肺湯由桑葉三錢、石膏二錢五分、人參七分、甘草一錢、胡麻仁一錢、阿膠八分、麥冬一錢二分、苦杏仁七分和枇杷葉一片組成。這其中，用量較大的中藥包括桑葉、石膏和麥冬。石膏屬於酸味藥，這一點我們在麻杏石甘湯裡面講過。麥冬也是酸味藥，是麥門冬湯裡面的君藥。那麼，桑葉呢？桑葉是什麼樣的藥味呢？

桑葉，桑科植物桑樹的葉子，傳統的桑葉需要在十至十一月初霜後採收，又叫霜桑葉，或者冬桑葉。為什麼要在秋冬季採收呢？是為了得到天地的燥金之氣。這種燥金之氣，就是寒涼之性，是適度的寒涼之性。桑葉的功效是疏散風熱、清肺潤燥、清肝明目，作用靶位很明確，就是肝和肺。所以，我們認為，桑葉的藥味，很可能是辛味兼有酸味，以辛味為主，或者叫做「木中金」，與柴胡比較接近。

《中國藥典》標注的桑葉的甘味，可能是辛味與酸味化合之後的結果，而標注的苦味呢，很可能就是寒性的一個等價概念。所以，在這裡，我們大膽地將桑葉定義為辛味兼有酸味。

這樣一來，**清燥救肺湯**裡面的三個主藥，桑葉、石膏和麥冬，就構成了酸辛補肺的組合。其餘的組方中藥，人參味甘，甘草味甘，胡麻仁味甘，阿膠味甘，苦杏仁味苦，枇杷葉味苦，苦甘可以化鹹，味鹹可以瀉肺。所以，清燥救肺湯是「二酸一辛四甘二苦」的結構，或者叫做「二酸一辛四鹹二甘」的結構，酸補肺，鹹瀉肺，辛散肺，甘補脾，聯合使用共同構成補瀉兼施、以補肺補脾為主的功效特點。

好，肺脾同補的生脈散、麥門冬湯和清燥救肺湯介紹完了。

清燥救肺湯配伍原理圖

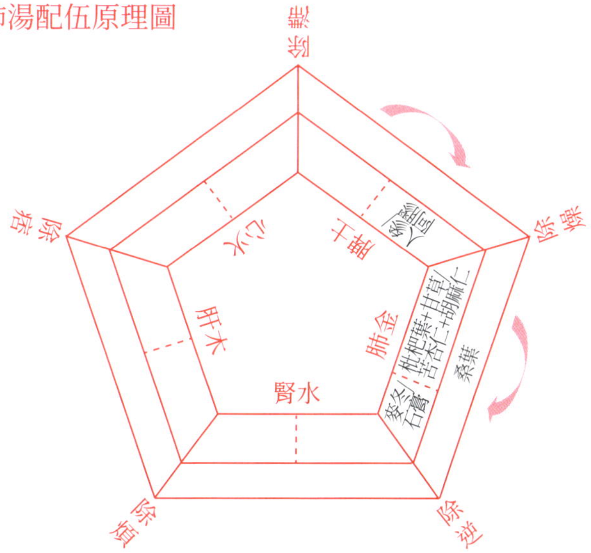

接下來，我們給大家講三個肺腎同補的方子，分別是增液湯、養陰清肺湯和百合固金湯。

第一個，**增液湯**，由玄參一兩、麥冬八錢、生地黃八錢組成。從湯液經法圖二十五味藥精的記載看，「味苦皆屬水，地黃為之主」，地黃是最典型的苦味藥，是「水中水」，味苦補腎，是用於腎水病證的治療用藥。玄參呢，與地黃一樣，也是補腎水的典型的苦味藥，《中國藥典》標注的玄參藥性是「甘、苦、鹹，微寒」，藥味比較雜。不過，從玄參的法象藥理和功效藥理上看，一個能夠治療溫毒煩渴、骨蒸勞嗽但不能利尿的黑色植物藥，應該是以苦味為主才對。麥冬不用說了，典型的酸味藥。所以，增液湯的配伍結構是「二苦一酸」，功效特點是肺腎同補。

第二個，**養陰清肺湯**，這個方子就是在增液湯基礎上加減而來的，具體說，是在玄參、麥冬和生地黃的基礎上，

增液湯配伍原理圖

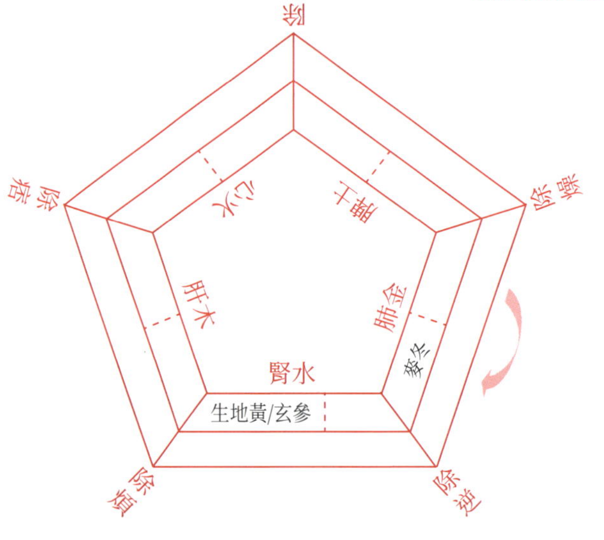

增加了甘草、貝母、牡丹皮、薄荷和白芍。其中，甘草味甘瀉腎，貝母味鹹瀉肺，牡丹皮味苦補腎，薄荷味辛散肺，白芍味酸補肺。所以呢，養陰清肺湯的配伍結構，就是「三苦一甘二酸一鹹一辛」，功效特點就是肺腎同補、補瀉兼施、以補為主。

其中呢，有兩個中藥需要特別說一下，牡丹皮和貝母。

牡丹皮是一個苦味藥，它的功效與地黃、玄參很像，能夠用於熱入營血、溫毒發斑、骨蒸潮熱、瘡瘍腫毒。在《中藥學》教材中，牡丹皮與地黃、玄參一樣，都屬於清熱涼血藥。所以，從功效藥理上看，牡丹皮是一個苦味藥。

但是呢，在某一個版本的《輔行訣》裡面，牡丹皮作為代赭石的替代品出現在了小補心湯和大補心湯裡，原文記載為「代赭石，一方作牡丹皮，當從」。也就是說，它

養陰清肺湯配伍原理圖

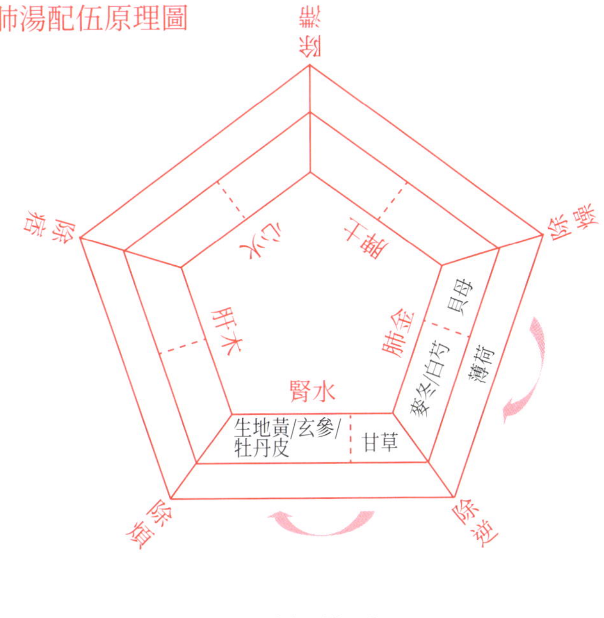

出現在了鹹味藥應該出現的位置上。這就給確定牡丹皮的主導藥味帶來了一些困擾。從目前的證據來看，我們不能確定究竟哪一個面孔才是真正的牡丹皮所具有的。既然這樣，那就暫且以苦味藥來對待吧。希望大家在未來的學習研究中，能夠解決這個問題。

貝母，之前在講麻杏石甘湯的時候出現過，是直接按鹹味藥對待的。那麼，為什麼貝母是一個鹹味藥呢？

我們先來看看《中國藥典》的描述。常用的貝母包括川貝母和浙貝母。川貝母的藥性為「苦、甘，微寒」，功能主治為「清熱潤肺，化痰止咳，散結消癰。用於肺熱燥咳，乾咳少痰，陰虛勞嗽，痰中帶血，瘰癧，乳癰，肺癰」。浙貝母的藥性為「苦，寒」，功能主治為「清熱化痰止咳，解毒散結消癰。用於風熱咳嗽，痰火咳嗽，肺癰，乳癰，瘰癧，瘡毒」。

從藥味上看，苦甘化鹹，苦味與甘味兼有的中藥，其實也屬於鹹味藥。從功效上看，鹹能軟堅散結，苦不能軟堅散結，而消痰散結恰恰是貝母的主要功效之一，治療瘰癧癭瘤及熱結癰腫，恰恰是貝母的功效特點之一。所以，貝母當以鹹味為主導藥味。當然，如果考慮到貝母清熱潤燥止咳的作用，給它加上那麼一點苦味，也是可以的。

大家看，在現行的中藥藥性理論中，大家都在講貝母的消痰散結，都在講鹹能軟堅散結，但很少會將貝母定義為鹹味藥，也很少有人講貝母的鹹味，這就是一個矛盾。為什麼會出現這種矛盾？因為我們對藥性藥味的理解還不夠深刻，因為我們過於拘泥於我們看到的文獻記載，而忽視了本就存在的邏輯關係。為什麼鹹味中藥這麼少？其實，可能並不是鹹味中藥少，而是歷朝歷代逐步固化的思維，將中藥藥性理論改造成了現在這個樣子了。

所以，我們反覆說，發展中醫藥的前提是傳承，真正的去粗取精、去偽存真的傳承，否則可能會南轅北轍。

第三個，**百合固金湯**。

百合固金湯由百合、熟地黃、生地黃、當歸、白芍、甘草、桔梗、玄參、貝母和麥冬組成，這些中藥的藥味，我們之前都講過了，大家可以自己分析一下，這個方子的配伍結構和功效特點都是什麼。

公布答案：百合固金湯的配伍結構是「四苦二酸二甘一辛一鹹」。苦鹹配伍化酸，辛甘配伍化苦，如果將用藥數目最少的辛味和鹹味配伍轉化掉，實際上還是增加了苦味和酸味的作用。所以說，百合固金湯的主要功效就是肺腎同補，酸補肺，苦補腎，治療肺腎兩虛的病證。肺虛表現為口燥咽乾、咳嗽氣急，腎虛表現為骨蒸潮熱、小便短赤，這些都是百合固金湯的適應證。

關於百合固金湯，有這樣一種爭議，即在方劑學理論中，它到底屬於滋陰劑，還是屬於治燥劑。有人說，內燥不一定有盜汗、潮熱等陰虛表現，而陰虛必有口燥、咽乾等內燥表現，所以百合固金湯應該是滋陰劑。按照這個說法，現在歸屬於治燥劑的增液湯，以生地黃與玄參為主藥，怎麼可能不治療潮熱盜汗，又怎麼可能是治燥劑呢？所以，造成這個爭議的根本原因，是病證定義與定位的不明確。從湯液經法圖角度看，如果我們將滋陰定義為滋腎，將治燥定義為治肺，那麼無論是增液湯還是百合固金湯，都是肺腎同治的，都是滋陰與治燥並舉的方劑，只不過，由於組方有差異，所以功效有側重罷了。

好，本節課就講到這裡。希望大家記住肺脾同補的三

百合固金湯配伍原理圖

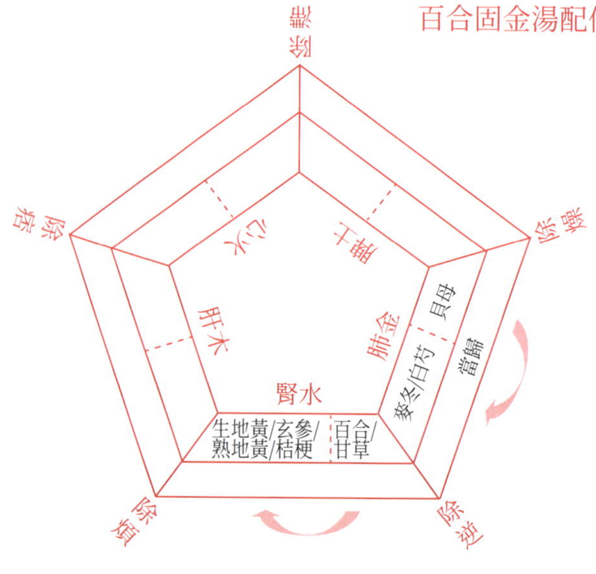

方——生脈散、麥門冬湯和清燥救肺湯，以及肺腎同補的三方——增液湯、養陰清肺湯和百合固金湯。其實，從組方藥味上看，也很好記，酸補肺，甘補脾，苦補腎，酸甘為主的方劑，就是肺脾同補方，而酸苦為主的方劑，就是肺腎同補方。

第二十講

解讀十首便祕治療方

前面幾節課，我們給大家講了瀉肺和補肺的方子，主要側重於肺系疾病，如感冒、咳嗽這一類的。但是呢，我們之前說過，湯液經法圖是以五臟虛實來認識疾病並以五味補瀉來治療疾病的。這句話的意思是說，理論上，凡是疾病，都可以從五臟虛實辨證角度來認識。那麼，既然這樣，我們這裡的肺金病證，就不僅僅是咳嗽、肺炎這麼簡單了。

大家都知道，中醫裡面有臟腑表裡的概念，也就是說，不同臟腑之間有關聯，即肝與膽相表裡，心與小腸相表裡，脾與胃相表裡，肺與大腸相表裡，腎與膀胱相表裡。所以，膽系疾病就要按肝論治，大腸疾病就要按肺論治。

最經典的大腸疾病，就是便祕、潰瘍性結腸炎、結腸黑變病。其中，便祕又是老百姓最常見的疾病。所以，我們今天來說說通便方。

既然肺與大腸相表裡，大腸疾病需要按照肺金病證來論治，那麼自然的，大腸疾病也分虛實，也需要鹹味藥、酸味藥和辛味藥的配伍。

那麼，真實的通便方是不是這麼個思路呢？我們找了十個通便方，依次來看看。

第一個，**大承氣湯**。

大承氣湯是經典的瀉下方，往往是《方劑學》中瀉下方的第一個。大承氣湯由大黃、厚朴、枳實和芒硝組成，其中，大黃味鹹，厚朴味鹹，芒硝味鹹，枳實味酸，是一個「三鹹一酸」的配伍結構，補瀉兼施，以瀉為主，多用於治療陽明腑實證，症見脘腹痞滿，腹痛大便難。以上幾

大承氣湯配伍原理圖

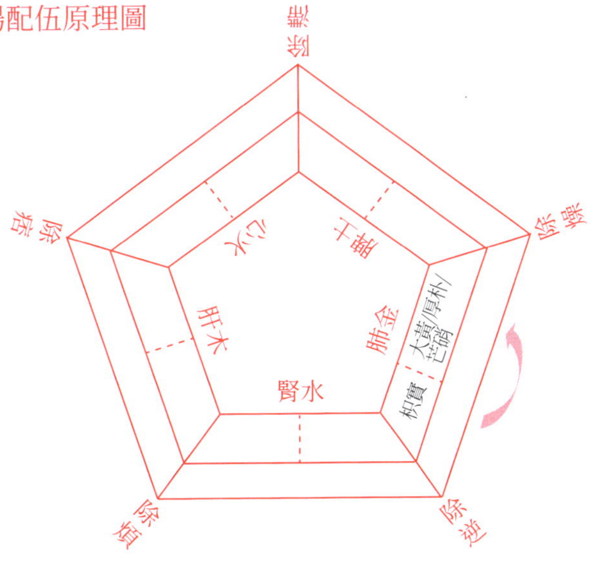

個藥都是《輔行訣》二十五味藥精中所列之藥，藥味如是，不贅言。

第二個，**小承氣湯**。

小承氣湯是在大承氣湯基礎上，減去芒硝，減少厚朴和枳實的用量而來。

芒硝和厚朴是鹹味藥，減去芒硝以及減少厚朴的用量，實際上就是弱化了瀉肺、瀉大腸的力量，變成了「二鹹一酸」的配伍結構。所以，小承氣湯的瀉下作用弱於大承氣湯，多用於陽明熱結輕證。

第三個，**調胃承氣湯**。

調胃承氣湯，名不虛傳。調胃承氣湯由大黃、芒硝、甘草組成。大家注意看，大承氣湯和小承氣湯，作用靶位都在肺金，不涉及其他臟腑，而調胃承氣湯則不一樣，由於加入了甘味藥，所以它的配伍結構變為「二鹹一甘」，

小承氣湯配伍原理圖

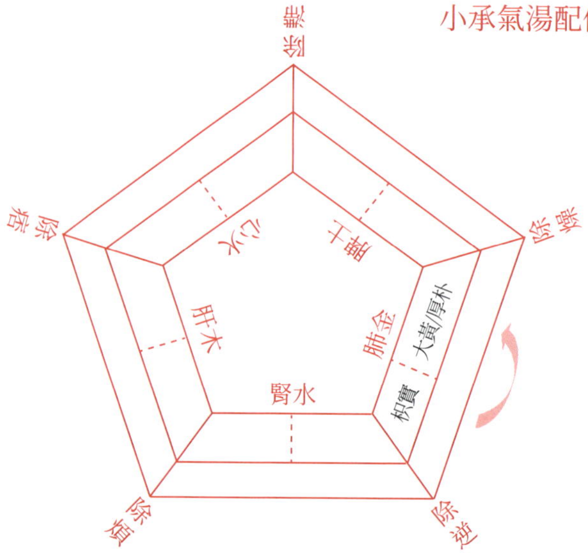

它的作用靶位從單一的肺金，變成了複合的肺金兼脾土。而且對於脾土的治療，是單純的補脾，或者叫做單純的補胃氣。

所以，調胃承氣湯就是一個既能瀉肺與大腸，又能補脾胃的方子，雖然這種瀉肺的方式很粗暴，這種補脾的方式也很單一，但它依然是一個橫跨兩個臟腑的複合治療方。

當然，如果我們把甘味藥甘草看成是瀉腎的用藥，那麼調胃承氣湯就變成了瀉肺同時瀉腎的方子。能不能這麼理解呢？有待進一步討論。

作為一個甘味藥，甘草的主要方向是緩肝木和補脾土，此外，甘草似乎也是能夠作用於腎水的。大家知道，長期使用甘草會有導致水鈉瀦留和低血鉀的風險，甘草的提取物甘草酸苷也有導致水鈉瀦留和低血鉀的風險，而水

調胃承氣湯配伍原理圖

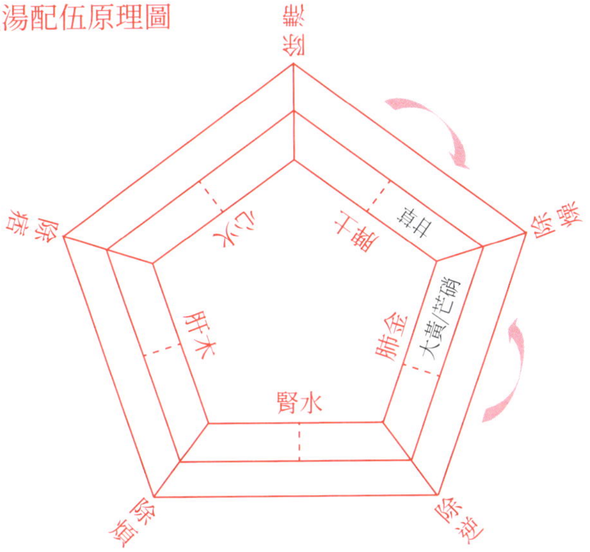

鈉瀦留和低血鉀顯然與腎水、腎臟的關係很密切。所以，我們需要注意甘味藥甘草對腎水的作用。如果甘草能夠作用於腎水，能瀉腎水，那麼對於調胃承氣湯的認識就需要更進一步。

第四個，**大陷胸湯**。

與調胃承氣湯類似，大陷胸湯也是「二鹹一甘」的配伍結構，但不同之處在於，這裡面的甘味藥，從甘草換成了甘遂，從補氣藥換成了利水藥，那麼自然地，大陷胸湯的「二鹹一甘」配伍所發揮的應該是瀉肺金合併瀉腎水的作用。

《方劑學》上明確描述，大陷胸湯的功效是瀉熱、逐水、破結，用於熱飲結胸證。

為什麼甘遂是甘味藥呢，這是法象藥理和功效藥理的推測結果，當然最重要的，還是因為它的名字，讓我們先

大陷胸湯配伍原理圖

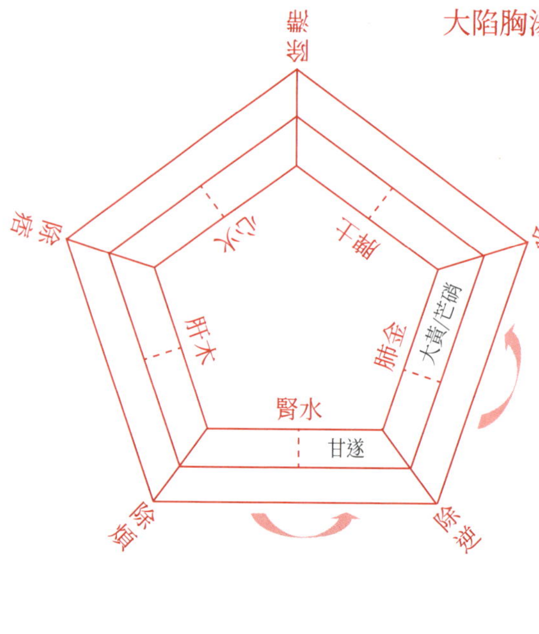

記住這個結論。

第五個，**大陷胸丸**。

大陷胸丸，由大黃、葶藶子、芒硝和苦杏仁組成，用於熱飲結胸輕症。其中，大黃、葶藶子和芒硝都是鹹味藥，瀉肺的功效妥妥的。那麼，杏仁呢？杏仁全名為苦杏仁，自然是苦味為主。那麼，大陷胸丸裡面加杏仁是什麼目的呢？

其一，苦杏仁止咳平喘，潤腸通便，常用於胸滿痰多和便祕，從這個功效上看，苦杏仁與大黃配伍是協同增效，相須相使。其二，苦杏仁味苦，苦瀉心，可以用於心火病證的治療。大陷胸丸能夠用於心中懊憹、短氣煩躁和汗出，其實這就有點小補心湯的意思了。其三，大陷胸丸的服藥過程，除了上述四味藥，還要「別搗甘遂一錢匕、白蜜二合」同服。這就在藥味配伍上，實現了苦杏仁與白

大陷胸丸配伍原理圖

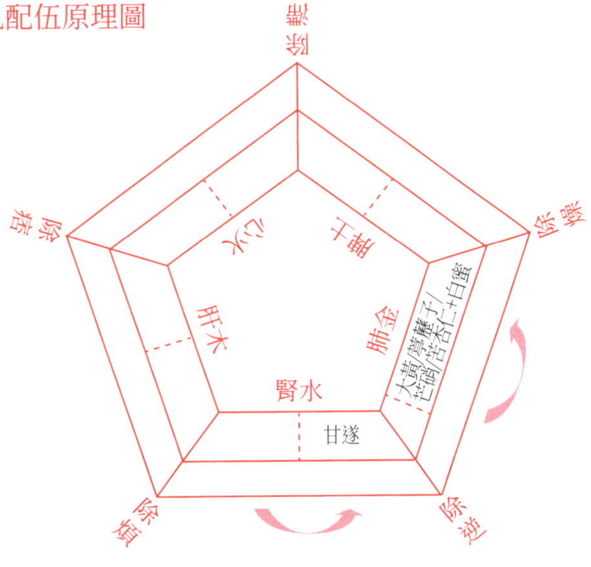

蜜的苦甘化鹹，增強了全方的鹹瀉肺之功。

整體上看，大陷胸丸的配伍結構為「三鹹一苦二甘」，苦甘化鹹強化瀉肺之功。

第六個，**大黃附子湯**。

大黃附子湯，在《方劑學》中與大承氣湯不同，屬於溫下藥。

從藥味組成上看，大黃附子湯由大黃、附子和細辛組成，大黃味鹹瀉肺，附子和細辛味辛散肺，這是一個「一鹹二辛」的配伍結構。弱化了鹹味，所以瀉下之力沒那麼強了；增加了熱性，所以散寒之功比較突出。

第七個，**麻子仁丸**。

麻子仁丸的組方為火麻仁、芍藥、枳實、大黃、厚朴和苦杏仁。其中，芍藥和枳實為酸味藥，大黃和厚朴為鹹味藥，苦杏仁為苦味藥，火麻仁呢，是一個甘味藥。所

大黃附子湯配伍原理圖

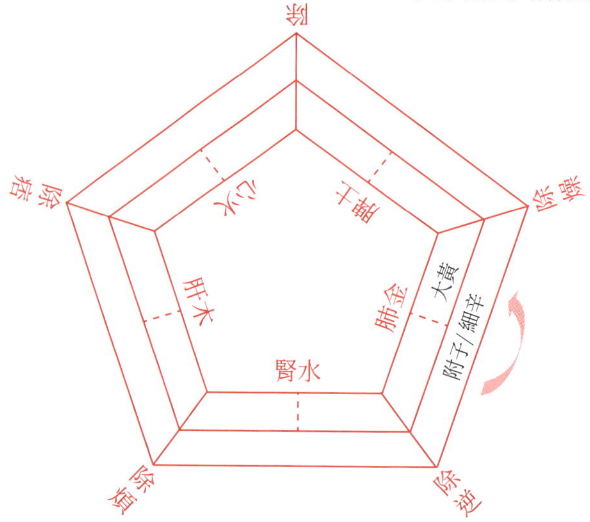

以，麻子仁丸的全方是一個「二鹹二酸一甘一苦」的配伍結構，也可以叫做「四鹹（苦甘化鹹）二酸」的配伍結構，補瀉兼施，以瀉為主。

麻子仁丸一般被稱為潤下藥，實際上呢，它是一個補瀉兼施且瀉下力緩的瀉肺之方。

第八個，**濟川煎**。

濟川煎是溫腎益精、潤腸通便的方子，一般用於腎陽虛型的便祕。它由當歸、牛膝、肉蓯蓉、澤瀉、升麻和枳殼組成，其中，當歸和升麻味辛，澤瀉和肉蓯蓉味鹹，枳殼味酸，牛膝這個藥比較特殊，可能是苦甘之味兼具的中藥，一般是以甘味為主。所以，濟川煎的組成，屬於「二鹹二辛一酸一甘」的配伍結構，主體依然是補瀉兼施治肺金。

同時，由於鹹味和甘味均能用於腎水病證的治療，辛

麻子仁丸配伍原理圖

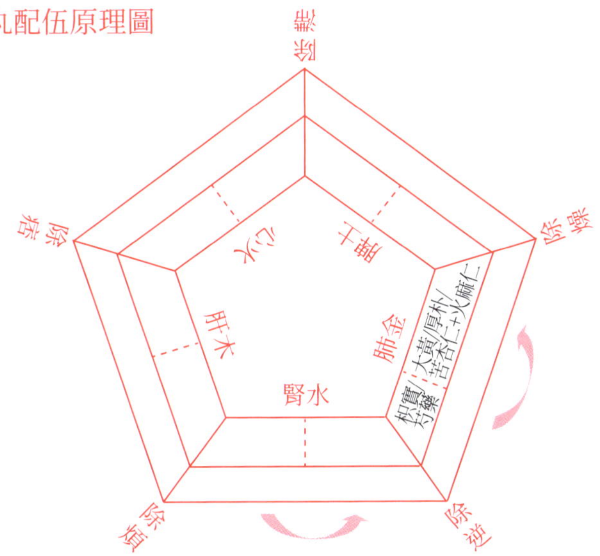

酸也能化甘，所以濟川煎的組方中，的確包含了不少腎水病證的治療藥味，也就同時能夠治腎。腎水病證的治療，我們馬上會講，這裡就不展開了。

第九個，**增液承氣湯**。

前面講的通便方，都是以鹹味瀉肺為主的。那麼，有沒有以酸味補肺為主的通便方呢？有的，就是增液承氣湯。

增液承氣湯由大黃、芒硝、玄參、麥冬和生地黃組成。其中，大黃和芒硝味鹹，玄參和生地黃味苦，麥冬味酸。單從酸味藥的個數上看，只有麥冬一個，並沒有優勢。但是呢，別忘了我們還有五味配伍轉化關係——苦鹹化酸。大黃和芒硝兩個鹹味藥，玄參和生地黃兩個苦味藥，剛好完成苦鹹化酸的操作。如此一來，全方就變成了以酸味為主的補肺之方，配伍結構為「二鹹二苦一酸」，或者叫做

濟川煎配伍原理圖

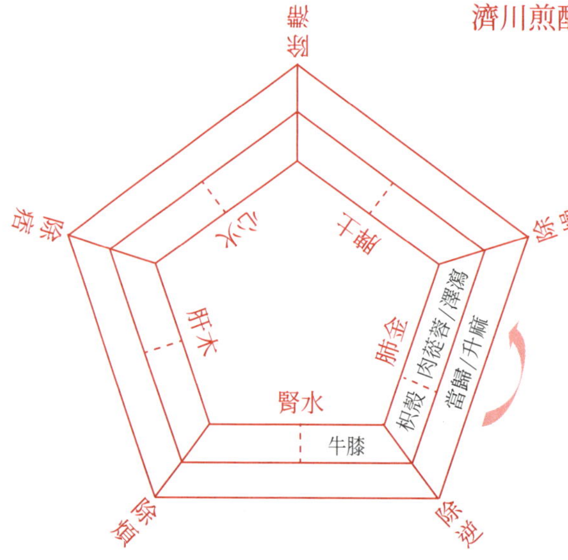

「五酸（鹹苦化酸）」。

補瀉方向不同，治療的病證也就不同。增液承氣湯治療的便祕，屬於陰虛便祕。

第十個，**黃龍湯**。

在《方劑學》中，黃龍湯的功效分類是瀉下劑裡面的攻補兼施劑。請大家注意，這裡的「攻補兼施」，與我們在本書中講的「攻補兼施」並不完全一樣。

說黃龍湯是攻補兼施，主要是因為在功效和組成上，本方既含有大黃、芒硝以瀉下，又含有人參、當歸以補氣血，這種攻邪和補虛搭配而成的方，即可攻補兼施。需要注意的是，在這種情況下，攻邪與補虛所錨定的臟腑，可能是同一個，也可能不是，黃龍湯就不是。

在湯液經法圖的疾病認知體系中，由於虛實貫穿始終，所以我們通常認為：某一個臟腑病證的治療方，如果

增液承氣湯配伍原理圖

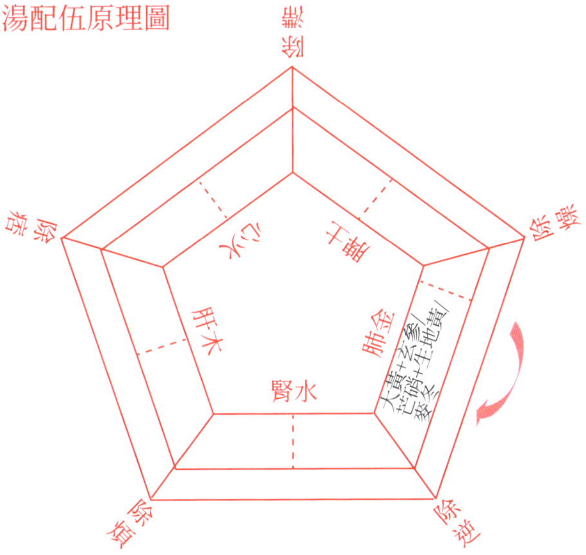

單純含有瀉味，則為攻方；單純含有補味，則為補方；同時含有瀉味和補味，則為攻補兼施方。這就是本系列課程中攻補兼施的定義，主要錨定的是同一個臟腑的病證。

實際上，我們傾向於認為，在對同一個臟腑進行治療的語境下來說攻補兼施，可能更有意義。原因在於，不同臟腑之間存在生剋關係，對某一個臟腑的補，對於它生的臟腑和它剋的臟腑來說，意義是不同的。例如，土生金，土剋水，補土有利於補金，但不利於補水。所以，把不同臟腑的攻邪和補虛放在一起，還真不一定是兩個不同治療方向的「兼施」。

好，言歸正傳，我們來看黃龍湯。黃龍湯的組成藥物為大黃、芒硝、枳實、厚朴、當歸、人參和甘草。這是一個完全在大承氣湯基礎上，增加了當歸、人參和甘草而來的治療方。大承氣湯是「三鹹一酸」的瀉肺方，加上辛味的當歸，甘味的人參和甘草，就變成了「三鹹一酸二甘一辛」的治療方，其中，辛酸還能再化甘，轉換成「三鹹四甘（辛酸化甘）」的配伍結構。也就是說，黃龍湯在大承氣湯的瀉肺基礎上，增加了甘補脾的作用，從原有的治肺，變成了肺脾同治。

實際上，前面的調胃承氣湯也是這個意思，黃龍湯只不過是較之更進一步罷了，它們非常像。鹹味和甘味配伍，從湯液經法圖外圈的「五除」角度看，是除燥方，用於治療陽明燥熱之燥屎停滯、熱結旁流、神昏譫語，以上都是黃龍湯的適應證。

好，十個通便方講完了。大家可以看看，雖然它們在功效上各不相同，在證型上也各不相同，但從組方配伍的方法上看，其實非常接近。我們總結為如下兩點：

第一，通便方組方用藥，以鹹味、酸味和辛味為主。

第二，一般來看，通便方錨定的臟腑都是肺金，也有少部分通便方還會兼顧脾土或腎水。

本節課就講到這裡，從下節課開始，我們講腎水病證的治療方。

黃龍湯配伍原理圖

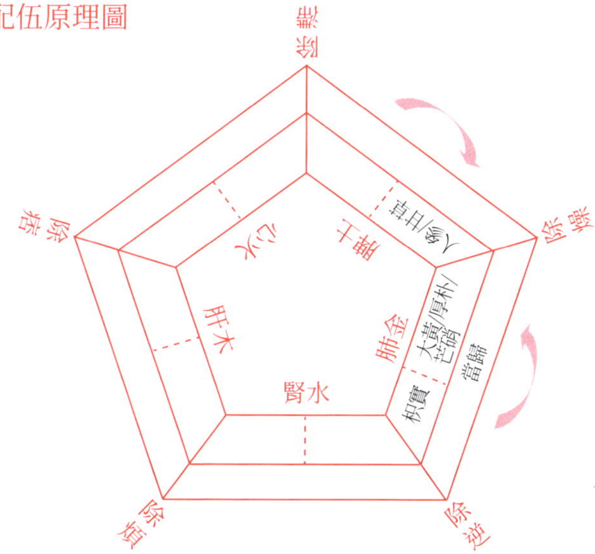

第二十一講

六味地黃丸，可能是一個殘方

從本節課開始，我們就來講腎水病證的治療方。說到腎水，大家都會想到補腎。說到補腎，大家都會想起那個經典名方——六味地黃丸。有專業知識的朋友還知道，六味地黃丸是補腎陰的，不是補腎陽的。但是呢，關於六味地黃丸的很多事，其實都和你想像的不一樣。

六味地黃丸，補腎常用藥，中老年人保健常用藥。但是實際上，六味地黃丸最開始是按照小兒專用中成藥設計的。

為什麼這麼說呢？

第一，六味地黃丸首載於宋．錢乙的《小兒藥證直訣》。看看這書名就知道，這本書講的都是小兒疾病的治療，這本書收錄的方劑，自然都是些小兒疾病專用方。

第二，六味地黃丸雖然是在《小兒藥證直訣》首載的，但其實並不是錢乙首創的，而是錢乙在張仲景所創腎氣丸的基礎上加減而來的。怎麼加減的呢？在腎氣丸八味藥的基礎上，減去了附子和桂枝。為什麼要減去附子和桂枝呢？因為「小兒陽氣甚盛，因去桂附而創立此方，以為幼科補腎專藥」。

看到了吧，減去附子和桂枝是為了適合小兒使用。這不是小兒專用方是什麼？

第三，現代臨床上，六味地黃丸也的確常用於小兒疾病的治療，例如小兒發育遲緩、小兒反覆感冒、小兒糖尿病、小兒遺尿等。

所以，六味地黃丸是腎氣丸的減方，是專門針對小兒疾病所設的補腎方。

那麼，從湯液經法圖角度看，這種減藥的操作，會有什麼樣的影響呢？這個問題，就是本節課的重點問題。

為了回答這個問題，我們需要來分析一下腎氣丸與六味地黃丸的組方配伍特點。

腎氣丸　乾地黃八兩　山藥四兩　山茱萸四兩　澤瀉三兩　茯苓三兩　牡丹皮三兩　桂枝一兩　附子一兩

六味地黃丸　熟地黃八錢　山藥四錢　山茱萸四錢　澤瀉三錢　茯苓三錢　牡丹皮三錢

這兩個方子的演變發展順序，是先有腎氣丸，後有六味地黃丸。所以，我們首先來看看，腎氣丸的五味補瀉特點。

腎氣丸能治療腎水病證，這一點是毫無疑問的。《輔行訣》記載的腎水病證如下。小補腎湯治療「虛勞失精，腰痛，骨蒸羸瘦，小便不利」，小瀉腎湯治療「小便赤少，少腹滿，時足脛腫」。從《方劑學》記載的腎氣丸的主治證上看，腰痛、少腹拘急、下半身冷、陽痿滑泄、小便不利、消渴、腳氣、痰飲、轉胞等腎陰陽俱虛的

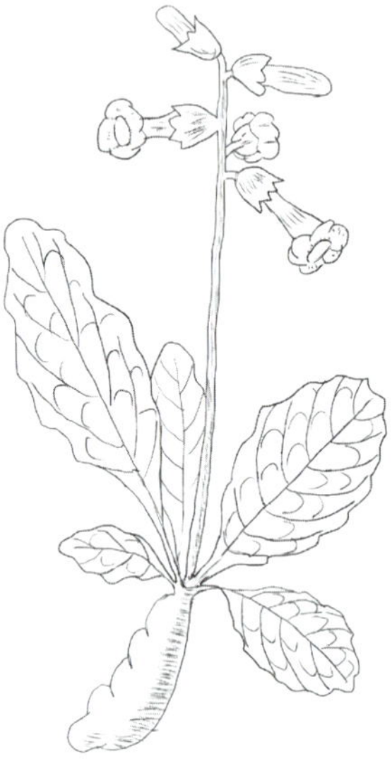

地黃

臨床表現中，腰痛、陽痿滑泄、小便不利、消渴等類似於腎虛病證的表現，而少腹拘急、腳氣等則類似於腎實病證的表現，似乎兩者都有顧及。但從《傷寒雜病論》原文來看，腎氣丸能夠用於「虛勞腰痛，少腹拘急，小便不利」，這是明顯的腎虛病證。

所以，我們認為，腎氣丸是治療腎虛病證的方劑，也就是補腎方。

接著，我們再從組方用藥的角度來看看。

腎氣丸的組方八味藥中，地黃是苦味藥，無論生地黃還是熟地黃，都是苦味藥，只不過熟地黃的藥性更偏溫，生地黃的藥性更偏寒。《傷寒雜病論》原文的乾地黃，實際上就是現在的生地黃。除了地黃之外，牡丹皮可能是鹹味，也可能是苦味，或者是鹹苦兼具，從現代清熱涼血的功效角度看，暫且以苦鹹之味定之，以苦為主。山藥也稱薯蕷，甘酸兼具，以甘為主。茯苓也是甘味藥。山藥和茯苓是兩個藥食兩用的中藥。山茱萸呢，是一個標準的酸味藥，酸收酸斂。澤瀉是一個鹹味藥，它也是《輔行訣》二十五味藥精中收錄的品種。附子和桂枝，則都是辛味藥，藥性溫熱。所以，腎氣丸的組方配伍結構，可以看成是「二苦二甘二辛一酸一鹹」。

那麼，這種「二苦二甘二辛一酸一鹹」的配伍結構，在湯液經法圖中怎樣分布呢？是苦甘化鹹呢？還是辛甘化苦呢？還是酸鹹化辛呢？

我們之前說過，在分析方劑的五味補瀉特點之前，首先要弄清楚，這個方劑的作用靶位是單一臟腑，還是多個臟腑，如果是多個臟腑，又以哪個臟腑為主。大家回憶一下，我們之前講過的大陰旦湯（小柴胡湯），作用於肺金和脾土兩個臟腑，以補肺金合補脾土為主；大陽旦湯（黃芪建中湯）呢，作用於肝木和脾土兩個臟腑，以補肝木合補脾土為主。腎氣丸的作用靶位，很可能也是兩個臟腑，分別為腎水和肝木。

腎水病證的治療，以苦補之，以甘瀉之，以鹹潤之。肝木病證的治療，以辛補之，以酸瀉之，以甘緩之。所以，我們說，在腎氣丸的「二苦二甘二辛一酸一鹹」裡面，二苦補腎，二甘瀉腎，一鹹潤腎，就能滿足腎水病證治療所需。餘下的「二辛一酸」，恰好用來治療肝木疾病。當然，如果我們能夠再格式化一些，再完美化一些，就可以將「二苦二甘二辛一酸一鹹」拆成對稱分布的「二苦一甘一鹹」和「二辛一酸一甘」兩個組方，其中，「二苦一甘一鹹」以補腎水為主，「二辛一酸一甘」以補肝木為主。

所以，從湯液經法圖角度看，腎氣丸很可能是以補腎水合補肝木為主的治療方，並且補瀉兼施。

明確了腎氣丸補腎水合補肝木的組方策略，就能明白，如果去掉了附子和桂枝，那麼對於腎氣丸補肝木的作用，其實是毀滅性的打擊。

原因很簡單，辛味才能補肝，其他味不能補肝，腎氣丸裡面只有兩個辛味藥，一個是附子，一個是桂枝，去掉了附子和桂枝，就再也沒有其他的辛味藥可以替代了，腎氣丸補肝木的作用也就缺失了。

不僅補肝木的作用缺失了，對於腎氣丸中「二辛一酸一甘」的補肝木組合來說，沒有了辛味藥，酸味藥山茱萸和甘味藥山藥的位置，可能也會發生變化。最可能的變化途徑，就是甘味藥山藥直接加入腎水的治療組合，構成「二苦二甘一鹹」的配伍結構，增強瀉腎的力量。相應地，酸味藥山茱萸就只能單打獨鬥，承擔起一些補肺的作用。畢竟，山茱萸具有酸收酸斂的作用，能夠用於頭暈目眩、

腎氣丸配伍原理圖

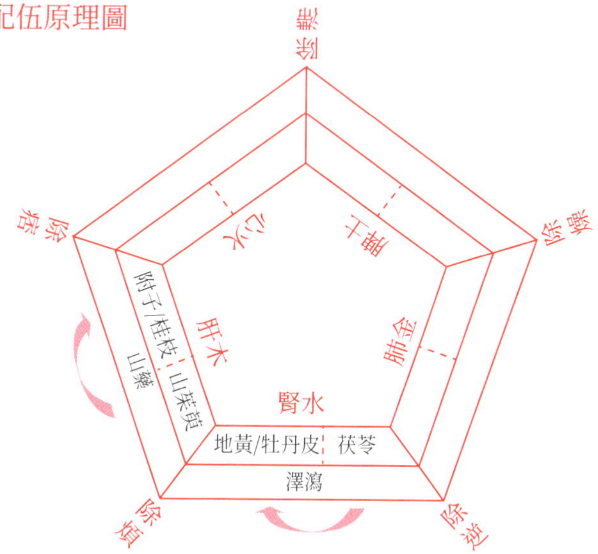

內熱消渴等病證。

所以，從湯液經法圖角度看，腎氣丸去掉了附子和桂枝後，由於缺少了辛味藥補肝木的作用，其功效特點也在原來的補腎水合補肝木的基礎上，缺失了補肝木，增強了瀉腎水，突出了一點點補肺金。

正是因為這個原因，我們現在通常把含有附子和桂枝的腎氣丸，稱為補腎陽方，而將僅僅缺失了附子和桂枝的六味地黃丸，稱為補腎陰方。也正是這個原因，我們說，六味地黃丸可能是一個殘方。

明白了這個分析，我們就繼續往下走。

剛才說，六味地黃丸與腎氣丸相比，增強了瀉腎的作用，也就是利尿消腫的作用。但是呢，它瀉腎的力量還不夠強，還可以更強。比如說，我們採取另一種加減方式，在腎氣丸的基礎上，一方面加入甘味藥牛膝、車前子，增

六味地黃丸配伍原理圖

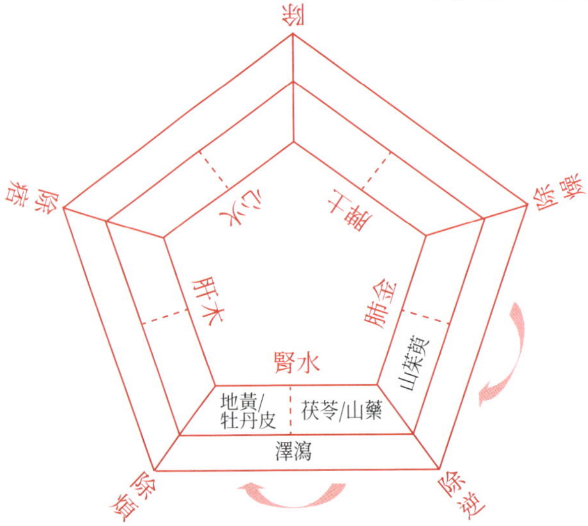

加甘味瀉腎的作用，另一方面提高辛味藥的用量，讓辛味藥與酸味藥的藥力均衡，透過辛酸化甘來增加甘味瀉腎的作用。這種操作的結果，就是得到濟生腎氣丸以及中成藥金匱腎氣丸。

注意，中成藥金匱腎氣丸不是《金匱要略》裡面的腎氣丸，《金匱要略》裡面的腎氣丸，是由八味藥組成的，對應的是中成藥桂附地黃丸，是以補腎水合補肝木為主的。而中成藥金匱腎氣丸是由十味藥組成的，是以瀉腎水利尿消腫作用為主的。

剛才還說，六味地黃丸與腎氣丸相比，還突出了那麼一點點補肺金的作用，但是呢，它補肺金的力量也還是不夠強，還可以更強。怎麼更強呢？加入酸味藥，如五味子、麥冬，或者是用黃柏配伍知母苦鹹化酸，這就是麥味地黃丸和知柏地黃丸。

從這個角度來看，所謂的補腎陽和補腎陰的區別，與其說是加減配伍中藥的寒熱之性的區別，不如說是配伍其他中藥後形成的全方功效，是側重於補肝木，還是補肺金。側重於補肝木這種升陽的操作，歸屬於補腎陽；而側重於補肺金這種益陰的操作，歸屬於補腎陰。

大家看到這裡，有沒有覺得似曾相識？對！大陽旦湯和大陰旦湯，就是在補脾土的基礎上，一個側重於補肝木，一個側重於補肺金。六味地黃丸的衍生方們，則是在補腎水的基礎上，一些側重於補肝木，一些側重於補肺金。

所謂，執簡馭繁，其道一也。

所謂，知其要者，一言而終，不知其要，流散無窮。

好，今天的課就講到這裡。

第二十二講 瀉腎六方

前一節課我們講了六味地黃丸及其衍生方，大家現在都知道了，六味地黃丸的源頭是腎氣丸，而腎氣丸是一個補腎水合補肝木的方子，也可以簡稱為補益肝腎方。我們現在經常將補肝與補腎統稱為補肝腎，可能就是源自腎氣丸。但是，腎氣丸減去附子和桂枝變成六味地黃丸之後，五味補瀉特點就變了，再加上麥冬、五味子，或加上知母、黃柏等，整個地黃丸系列變得更加側重於補肺金，而忽視補肝木。

也正是這個原因，我們說，六味地黃丸可能並不是最經典的補腎方劑。

好，補腎說完了，我們今天說說瀉腎方。我們找來了六個經典的、常用的瀉腎方，一起來看看它們的組方用藥和功效特點吧。

瀉腎，與補腎相對應，是補腎的反向操作。瀉腎之方具有什麼樣的功效特點呢？能夠治療什麼樣的疾病呢？我們來看看《輔行訣》的記載。

《輔行訣》中收錄的小瀉腎湯用於「小便赤少，少腹滿，時足脛腫」，收錄的大瀉腎湯用於「小便赤少，時溺血，少腹迫滿而痛，腰痛如折，耳鳴」。從這兩個方子的功能主治就能看出來，腎實病證的臨床症狀，一個是小便短赤，一個是腹滿伴有水腫，或者說，一個是濕熱下注所致的小便短赤，一個是水飲內停所致的腹滿伴有水腫。

所以，治療小便短赤、腹滿伴有水腫的中藥複方，就是瀉腎之方。

按照這個思路，我們給大家找了三個經典的利水清熱方和三個經典的利水消腫方，組成了瀉腎六方。其中，經典的利水清熱方是導赤散、八正散和豬苓湯，經典的利水消腫方是防己黃芪湯、真武湯和四妙丸。

好，接下來，我們先講利水清熱的三個方子。

第一個，**導赤散**。

導赤散首載於《小兒藥證直訣》，主要用於治療心經火熱下移小腸的小便熱澀刺痛，現代常用於治療急性尿道炎、急性膀胱炎等泌尿系統疾病，符合腎實病證表現者。導赤散的組方很簡單，只有三味藥，即生地黃、木通和甘草。其中，生地黃味苦、木通味甘、甘草味甘，按照用量三者各等分。所以，導赤散的配伍結構是「二甘一苦」，無論是從用藥數目還是從用量上看，導赤散的主導藥味都是甘味，主導功效都是瀉腎，且能夠補瀉兼施。

關於木通的藥味，需要再說明一下。木通是一個常用藥，但是它的基原有些混亂，歷史上木通科的木通和白木通、毛莨科的川木通、馬兜鈴科的關木通，都曾被當做木通使用。《中華本草》指出，木通原名通草，始載於《神農本草經》。唐代的《新修本草》記載木通：「此物大者徑三寸，每節有二三枝，枝頭有五葉，其子長三四寸，核黑瓤白，食之甘美。」在對木通的藥性記載上，《神農本

導赤散配伍原理圖

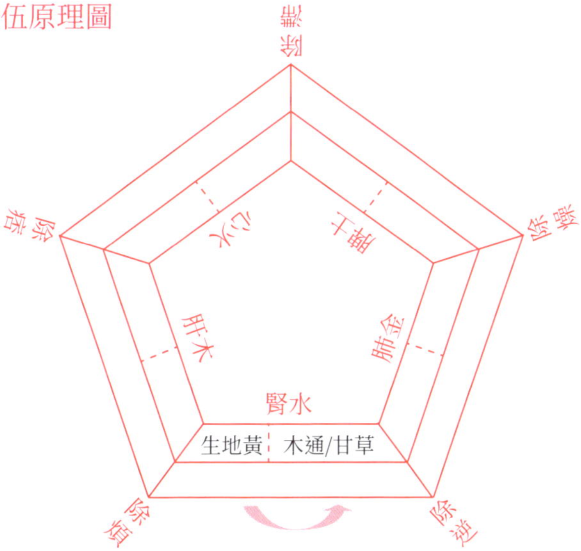

草經》為辛平，《吳普本草》為辛苦，《名醫別錄》為甘，《湯液本草》為甘平。從這些訊息來看，木通與通草一樣，最原本的藥味應該是甘味。

有了甘味，就有了瀉腎利水的作用，就可以用於各種淋證。當然，如果將木通的藥味定義為苦甘，甘中有苦，苦中有甘，也是可以的。但是不管怎樣，主導藥味應該是甘味。

第二個，**八正散**。

八正散源於《太平惠民和劑局方》，由車前子、瞿麥、萹蓄、滑石、梔子、甘草、木通和大黃組成，能夠清熱瀉火、利水通淋，用於治療濕熱淋證。

這個方子呢，其實是一個非常典型的瀉腎之方，為了達到良好的瀉腎效果，不惜使用多個甘味藥協同配伍，包括車前子、瞿麥、萹蓄、滑石、甘草和木通，整整六味藥，

八正散配伍原理圖

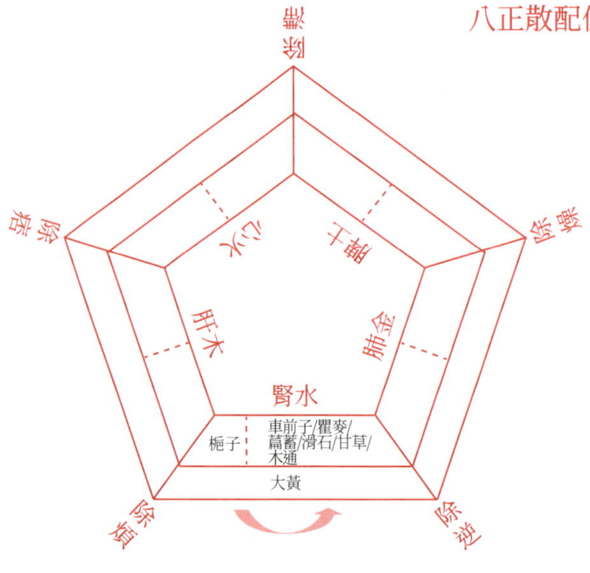

占全方的四分之三。餘下的中藥，梔子味苦，大黃味鹹，全方組合在一起，恰好形成了「六甘一苦一鹹」的配伍結構，以瀉腎為主，補瀉兼施。

這個方子，由於主導藥味甘味藥的比重非常大，所以即使去掉萹蓄，去掉木通，或者加上地黃，加上金錢草，加上雞內金，加上黃柏，加上澤瀉，諸如此類的加減都不會改變原方的五味補瀉特點，只是補瀉的相對程度有所不同罷了。

都說解決問題要抓主要矛盾，湯液經法圖就能幫助大家弄清楚一個方子的主要矛盾。

第三個，**豬苓湯**。

豬苓湯的組方結構，與八正散非常像，用了甘味的豬苓、茯苓、阿膠和滑石，以及鹹味的澤瀉，構成了「四甘一鹹」的配伍結構。方中沒有苦味藥，以甘味藥為主導。

豬苓湯配伍原理圖

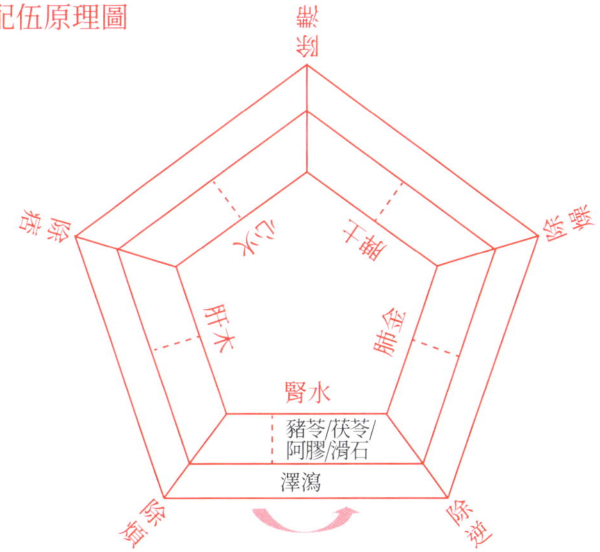

豬苓湯用於治療水熱互結證，能夠清熱利水養陰。同樣，只要是保證甘味為主導，在此基礎上加減幾個甘味藥、苦味藥或鹹味藥，都不會改變方子的主導作用。

豬苓湯中的阿膠，具有補血止血的作用，所以濕熱下注導致的尿血，用豬苓湯是最合適的。同時，如果能搭配苦味藥，例如梔子、竹葉、生地黃、黃連等，就能苦甘化鹹潤燥補心，具有一定的補心養心的作用，對於合併虛煩失眠、手足心熱的小便不利，就更合適。之前我們講過的黃連阿膠雞子黃湯，就是苦甘化鹹補心的經典方劑。

好，接下來我們繼續講瀉腎之方，防己黃芪湯、真武湯和四妙丸。

第四個，**防己黃芪湯**。

防己黃芪湯，由防己一兩、黃芪一兩一分、甘草半兩、白朮三分組成，其中，黃芪和甘草味甘，白朮味苦，那麼防己呢？歷史上，防己的基原也比較混亂，防己科和馬兜鈴科的多種植物都被當作防己用過，著名的比利時中草藥腎病事件，就與馬兜鈴科廣防己的不對證使用有關。防己的功效，主要包括兩個方面：一是利水消腫，用於水腫小便不利；二是祛風止痛，用於風濕痺痛。從祛濕的角度看，將防己標示為苦味是沒有問題的，因為苦燥濕。但是呢，苦味不具有利尿消腫的作用，利尿消腫是甘味瀉腎的作用；苦味也不具有疏風祛風的作用，疏風祛風是辛味補肝的作用。所以，防己似乎也具有一定的辛味和甘味，《神農本草經》記載的防己名為解離，藥性為「辛，平」，功效為「主風寒溫瘧，熱氣諸癇，除邪，利大小便」。

不過，講到這裡，我們也發現一個有意思的現象，如果我們將防己的藥味定義為辛甘，那麼根據五味配伍轉化關係，辛甘化苦，恰好得到苦味。如果我們將防己的藥味定義為苦味，那麼逆向地看，苦味可由辛味和甘味化合而成，則似乎又能拆分為辛味和甘味。大家可能還記得，之前在講安宮牛黃丸的時候，我們說安宮牛黃丸中的水牛角兼具苦、酸和鹹味，最適合用於治療心火病證。其實，由於苦鹹化酸，所以只要是苦味與鹹味兼具，那就可以具有酸味之用。

這個現象也告訴我們，有些中藥的藥味單一，有些中

防己黃芪湯配伍原理圖

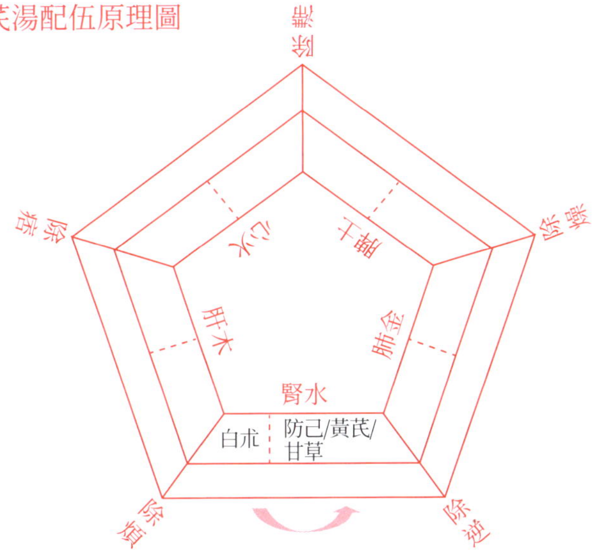

藥的藥味則比較複雜，是複合藥味。在具有複合藥味的中藥裡面，應該有一個主導藥味。但是呢，矛盾的兩面具有對立統一性，同一個中藥，在這個方子裡、和這些中藥配伍時的主導藥味，與在那個方子裡、和那些中藥配伍時的主導藥味，可能也會不同。這就是整體決定部分，同一個部分在不同的整體發揮不同的作用。所以，按照這個思路，未來還有很多內容需要研究和討論。

言歸正傳，關於防己在防己黃芪湯中的主導藥味，我們就暫定為苦甘之味，以甘為主。於是，防己黃芪湯就變成了「三甘一苦」的配伍結構，以瀉腎為主，補瀉兼施。

第五個，**真武湯**。

真武湯，其實就是玄武湯，也就是《輔行訣》裡面的小玄武湯。真武湯的組方，包括茯苓三兩、芍藥三兩、生薑三兩、白朮二兩、附子一枚。其中，茯苓味甘，芍藥味酸，白朮味苦，生薑味辛，附子味辛，屬於「二辛一甘一酸一苦」的配伍結構。當然，這裡面存在多種配伍轉化關係，例如辛酸化甘，就會形成「三甘（辛酸化甘）一苦一辛」，以治肝腎為主。又如苦甘化鹹，就會形成「二鹹（苦甘化鹹）二辛一酸」，以治肺為主。再如辛甘化苦，就會形成「三苦（辛甘化苦）一酸一辛」，以治心為主。

從臨床應用來看，以上幾方面的疾病都可用真武湯治療。如用於腰痛、小便不利、肢體水腫是治腎，用於咳嗽是治肺，用於心悸頭暈是治心。當然，瀉腎利水消腫是真武湯的主導功效。

第六個，**四妙丸**。

四妙丸是治療濕熱下注所致的兩足麻木、痿軟腫痛的治療方，是祛濕熱的代表性方劑。從組成上看，四妙丸由四味藥組成，分別是黃柏八兩、薏苡仁八兩、蒼朮四兩和牛膝四兩。其中，黃柏和蒼朮味苦，薏苡仁和牛膝味甘，是二對二的等比例組方模式。所以，四妙丸是補瀉兼施的治腎方。補腎的一面，體現在能夠強筋健骨；瀉腎的一面，體現在能夠清熱消腫止痛。

當然，牛膝本來就是苦味兼甘味的中藥，苦味能補腎，甘味能瀉腎，所以牛膝既能補肝腎、強筋骨，又能利

真武湯配伍原理圖

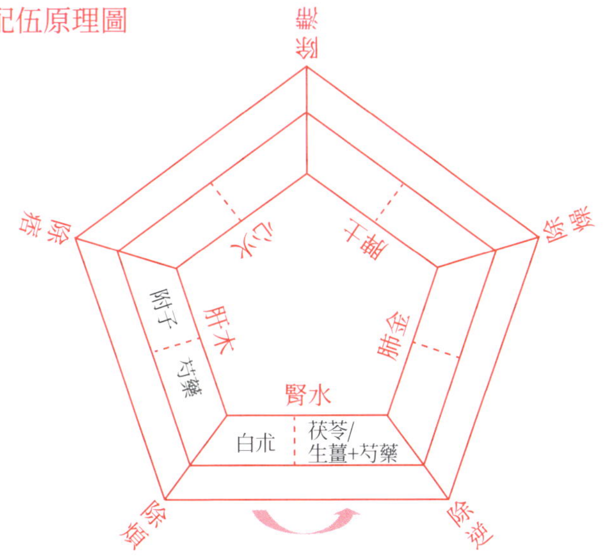

尿通淋、活血通經。從這一點上看，牛膝才是四妙丸的關鍵。

好，六個瀉腎之方講完了，希望大家能有所理解和體會，本節課就講到這裡。

四妙丸配伍原理圖

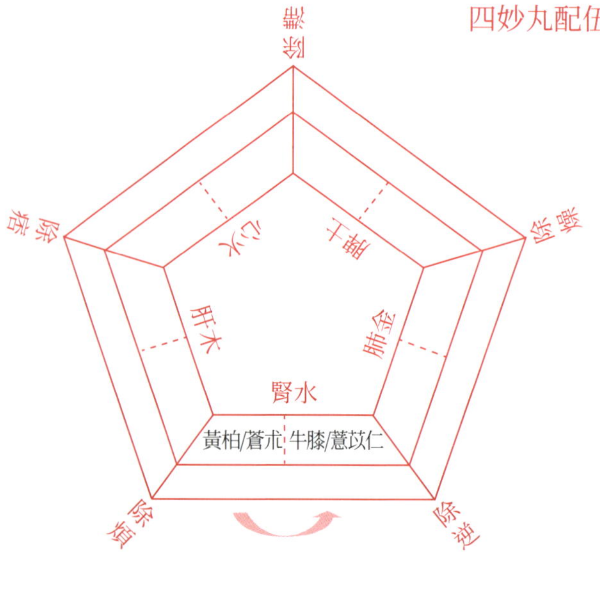

第二十三講

治血液病，就是治腎

前面給大家分別講了補腎和瀉腎的代表性方劑，本節課呢，我們給大家講講血液病中醫治療方的特點。這裡說的血液病，其實就是指白血病、再生不良性貧血、骨髓增生異常症候群（MDS）、血小板減少症等原發於造血系統的疾病。

從現代醫學角度來看，由於缺少特效的治療藥物，骨髓移植也只是適用於一部分患者，所以血液病治療的整體效果並不盡如人意。但是，中醫藥的對證治療卻常能展現出良好效果，所以血液病也成為中醫優勢病種之一。

今天，我們就嘗試分析一下，從湯液經法圖角度看，血液病應該怎麼治療，血液病的治療用藥具有什麼樣的特點。

首先，我們從病因病機上分析一下血液病。之前我們反覆給大家說，湯液經法圖是從五臟虛實角度認識疾病，從五味補瀉角度治療疾病。那麼，血液病定位的是哪個臟腑呢？

很簡單，血液病是原發於造血系統的疾病，而人體的造血系統在哪呢？對，在骨髓。中醫傳統理論認為，腎主骨生髓，所以造血系統出了問題所導致的血液病，就隸屬於腎水病證。

從臨床表現上看，血液病經常會出現貧血、出血等異常表現，與「血」有關。而在《輔行訣》記載的各臟腑補瀉湯的主治證中，只有小瀉心湯、大瀉心湯、小補心湯、大瀉腎湯和大補腎湯這五個方子出現了與「血」相關的出血或血虛概念。所以，從典型症狀角度來看，心火病證和腎水病證與血液病有特殊關聯。

心火病證和腎水病證我們之前都講了，治療原則是：瀉心用苦，補心用鹹，收心用酸；瀉腎用甘，補腎用苦，潤腎用鹹。大家可能已經發現，苦味和鹹味是心火病證和腎水病證治療的共用藥味，而且瀉心和補腎都用苦味。所以從臟腑上看，血液病要關注腎水，從藥味上看，血液病要關注苦味。苦味能清熱，改善血熱妄行的情況；苦味能補腎，緩解精血虛少的情況。所以，用苦味藥，能一舉兩得。

從理論上看，血液病治療方應以治腎為主，用藥應以苦味為主，苦鹹搭配。

那麼，常見的治療方是不是這樣呢？我們來驗證一下。透過搜索，我們在中國知網上找到三個血液病中醫診療的專家共識，分別是白血病（原文限定為老年急性骨髓性白血病這個病種）、再生不良性貧血（原文限定為成人重型和輸血依賴的非重型再生不良性貧血）和骨髓增生異常症候群的中西醫結合診療專家共識。在這些專家意見中，都包含有相應疾病的中醫藥治療推薦方。

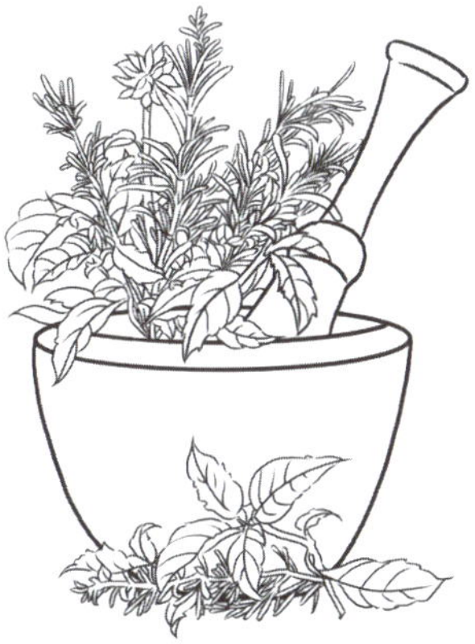

中藥治療

接下來，我們用湯液經法圖的思路來分析一下。

首先是白血病。

根據專家共識，白血病的中醫辨證分型主要分為邪盛正虛、邪熱熾盛、痰瘀互結、氣陰兩虛和氣血虧虛五類，各類的治療方藥分析如下。

(1)邪盛正虛證，以黃連解毒湯和當歸補血湯為底方加減，推薦用藥為黃連、黃芩、金銀花、連翹、梔子、黃芪、麥冬、當歸、玄參等。其中，黃連味苦，黃芩味苦，連翹味苦，梔子味苦，玄參味苦，金銀花＋黃芪辛甘化苦，麥冬＋當歸辛酸化甘。由此可知，此類方主導藥味為苦味，兼有甘味。

(2)邪熱熾盛證，以清瘟敗毒飲為底方加減，推薦用藥為石膏、知母、黃芩、梔子、水牛角、紫草、生地黃、牡丹皮、玄參等。其中，黃芩味苦，梔子味苦，水牛角味苦，紫草味苦，生地黃味苦，牡丹皮味苦，玄參味苦，石膏味酸，知母味鹹。由此可知，此類方主導藥味也是苦味，兼有鹹、酸味。

(3)痰瘀互結證，以消瘰丸合膈下逐瘀湯為底方加減，推薦用藥為浙貝母、玄參、牡蠣、半夏、丹參、赤芍、桃仁、三棱、莪朮、半枝蓮、龍葵等。其中，玄參味苦，丹參味苦，半枝蓮味苦，龍葵味苦，浙貝母味鹹，牡蠣味鹹，半夏味辛，桃仁味辛，三棱味辛，莪朮味辛，赤芍味酸。由此可知，此類方主導藥味為苦、辛味，兼有鹹、酸味。

(4)氣陰兩虛證，以生脈散或大補元煎為底方加減，推薦用藥為麥冬、五味子、人參、山藥、杜仲、熟地黃、當歸、枸杞子、山茱萸、炙甘草等。其中，熟地黃味苦，杜仲味苦，當歸＋人參辛甘化苦，麥冬味酸，五味子味酸，山茱萸味酸，枸杞子味甘，山藥味甘，甘草味甘。由此可知，此類方主導藥味為苦、酸味，兼有甘味。

(5) 氣血虧虛證，以八珍湯為底方加減，推薦用藥為當歸、川芎、芍藥、熟地黃、人參、白朮、茯苓、甘草等。其中，熟地黃味苦，白朮味苦，當歸＋人參辛甘化苦，川芎＋甘草辛甘化苦，芍藥味酸，茯苓味甘。由此可知，此類方主導藥味為苦味，兼有酸、甘味。

很顯然，從整體上看，無論是哪一個證型，白血病的治療用藥似乎都以苦味為主導藥味，兼有其他藥味。只不過，有的證型苦味的占比高一些，有的證型苦味的占比低一些。

又或者可以這樣說，白血病的核心證型就是心火實證合腎水虛證，治療的核心就是用苦味。但隨著其他兼夾症狀的出現，或者根據不同患者的不同體質，就需要同時使用一些其他藥味來輔助。

從腎水的角度看，主導藥味是苦（補腎），輔助藥味就是甘（瀉腎）、鹹（潤腎）；從心火的角度看，主導藥味是苦（瀉心），輔助藥味就是鹹（補心）、酸（收心）。自此，鹹、甘、酸、苦四味俱全。

其次，是再生不良性貧血。

再生不良性貧血的治療分為急性和慢性兩類，我們先說急性再生不良性貧血的治療方。

急性再生不良性貧血又分為溫熱型和虛寒型兩類，其中，溫熱型的急性再生不良性貧血的推薦治療方為**清營湯合六味地黃丸加減**，方用水牛角30g、生地黃15g、玄參10g、竹葉15g、麥冬10g、黃連10g、金銀花20g、連翹10g、蒲公英30g、白茅根30g、熟地黃15g、山藥10g、山茱萸10g、茯苓20g、澤瀉10g、仙鶴草15g、生甘草10g、羚羊角粉3g。

這個方子裡面，水牛角味苦、鹹，地黃(包括生地黃、熟地黃，次頁下圖同理）味苦，玄參味苦，竹葉味苦，黃連味苦，連翹味苦，金銀花＋甘草辛甘化苦，蒲公英＋白茅根辛甘化苦，澤瀉味鹹，羚羊角味鹹，餘下為一些酸味藥和甘味藥。可以看出，這個方子的主導藥味是苦味。

湯液經法圖的心火和腎水區域

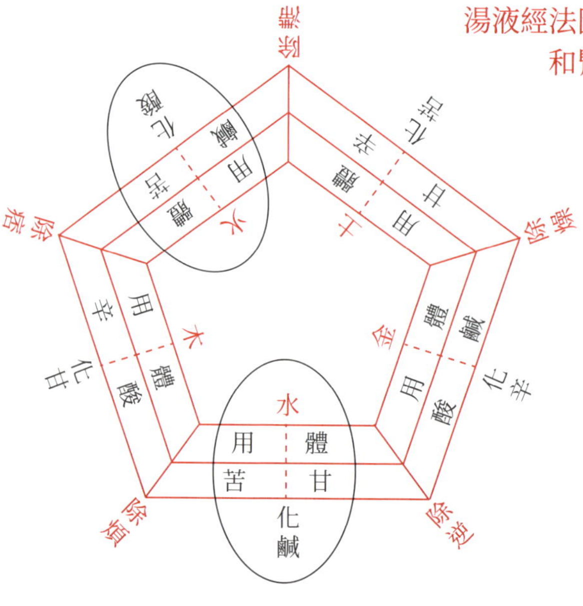

虛寒型的急性再生不良性貧血，推薦方為**右歸丸加減**，方用熟地黃15g、山藥10g、山茱萸10g、枸杞子20g、薑製杜仲10g、鹿角膠6g、製附子10g、肉桂6g、菟絲子15g。

這個方子裡面，熟地黃味苦，杜仲味苦、甘，附子＋鹿角膠辛甘化苦，肉桂＋枸杞子辛甘化苦，菟絲子＋山藥辛甘化苦，餘下的就是酸味補肺的山茱萸。或者說，其中的附子、肉桂和山茱萸組成了補肝為主、補瀉兼施的治肝組合，透過補肝來增強補腎的作用。可以看出，整個方子的主導藥味依然是苦味。

我們再來看看慢性再生不良性貧血的治療方。慢性再生不良性貧血分為腎陰虛證、腎陽虛證、腎陰陽兩虛證和血瘀證四個類別。其中，腎陰虛證以**歸芍地黃湯**為底方加減，腎陽虛證以**腎氣丸**為底方加減。前面講過，這兩個方

急性再生不良性貧血（溫熱型）治療方配伍原理圖

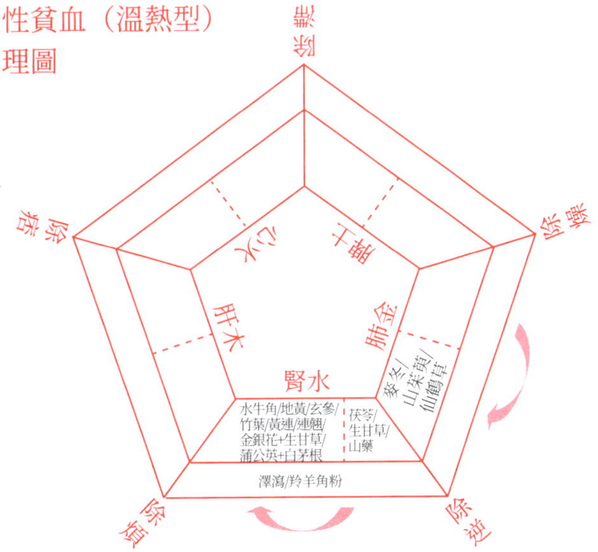

子呢，都是以補肝腎為主的，準確地說，是苦味補腎為主，辛味補肝為輔。腎陰陽兩虛證呢，則以**左歸丸**合**右歸丸**為底方加減。左歸丸、右歸丸都是以苦補腎、辛甘化苦補腎為主的治療方，不再贅述。

接下來，是血瘀證。血瘀證以**桃紅四物湯**為底方加減，推薦用藥為當歸、川芎、赤芍、生地黃、桃仁和紅花。其中，當歸味辛，川芎味辛，赤芍味酸，生地黃味苦，桃仁味辛，紅花味辛。由此可知，這是一個以辛味為主導藥味，兼有苦、酸味的治療方。

所以，在再生不良性貧血的治療方中，除血瘀證的治療方以辛味為主導藥味之外，其餘的急性期或慢性期的各種證型的治療方，錨定的主要都是腎，主要治療策略也都是以苦補腎。

最後，來看看骨髓增生異常症候群。

急性再生不良性貧血（虛寒型）
治療方配伍原理圖

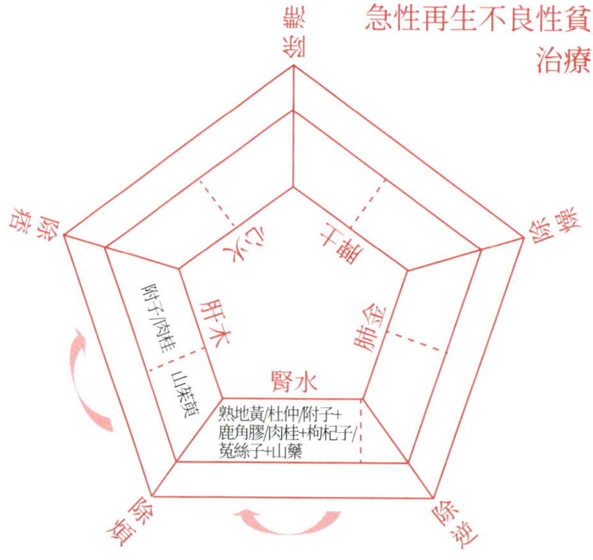

骨髓增生異常症候群，是一個最近這些年越來越常見的血液病，中醫稱之為「髓毒勞」，治療時，主要是分為三個類型，一個是氣陰兩虛合併毒瘀阻滯，一個是脾腎兩虛合併毒瘀阻滯，還有一個是邪熱熾盛合併毒瘀阻滯。這三種類型的治療法則是：氣陰兩虛合併毒瘀阻滯，則益氣養陰加解毒化瘀；脾腎兩虛合併毒瘀阻滯，則健脾補腎加解毒化瘀；邪熱熾盛合併毒瘀阻滯，則清熱驅邪加解毒化瘀。很顯然，解毒化瘀是骨髓增生異常症候群的關鍵治法，而承擔這個關鍵治法的藥方，是青黃散及其類方。

那麼，我們就重點分析一下青黃散。

青黃散，由雄黃和青黛這兩個毒性中藥組成。首先，我們來確定一下雄黃和青黛的主導藥味。

根據《中國藥典》的記載，雄黃是一個毒性中藥，含砷，主要成分為二硫化二砷，藥性辛溫，能夠解毒殺蟲、燥濕祛痰和截瘧，用於癰腫疔瘡、蛇蟲咬傷、蟲積腹痛、驚癇和瘧疾。

關於雄黃的藥味，可能不只是辛味這麼簡單。在《神農本草經》中，雄黃的藥味為苦味。從法象藥理上看，雄黃的顏色是深紅色或橙紅色，而紅色屬於心火。所以，《本草經疏》

明確提及雄黃「應是辛苦溫之藥」，《中華本草》對於雄黃的藥味標注也是辛、苦。

《輔行訣》范志良抄本，一方面對雄黃的描述是「水中土」，味苦，另一方面，又在小瀉肝散和小瀉脾散中以辛味藥的身分用到雄黃。其中，小瀉肝散的組方為硫黃、白礬和雄黃，其中硫黃和白礬為酸味，那麼雄黃當為辛味，這樣才能構成「二酸一辛」的配伍結構。小瀉脾散的組方為陽起石、雄黃和石膏，其中陽起石為辛味，石膏為酸甘之味，那麼雄黃當為辛味，這樣才能構成「二辛一甘」的配伍格式。所以，從這些有所矛盾的記載來看，雄黃的藥味的確是比較複雜的，有辛味，有苦味。

說完雄黃，再來看看青黛。

根據《中國藥典》的記載，青黛是鹹寒中藥，歸肝經，能夠清熱解毒、涼血消斑、瀉火定驚，用於溫毒發斑、血熱吐衄、胸痛咳血、口瘡痄腮、驚癇等。其實，從這些功能主治記載來看，這是一個標準的苦味瀉心藥。而且，從藥物基原上看，青黛是馬藍、蓼藍或菘藍的莖葉經加工製成的粉末，與板藍根（菘藍的根）是同源的，而板藍根是苦味藥。所以，從基原和功效上看，將青黛定義為苦味藥，應該是可以的。

那麼，鹹味呢？其實，青黛味鹹與青黛歸肝經，本身就是矛盾的。從湯液經法圖角度看，鹹味不入肝經，既不補肝，也不瀉肝，也不緩肝，與肝經沒關係。與肝經有關係的藥味，是辛味、酸味和甘味。根據《中華本草》的記載，青黛的性味是「具草腥氣，味微酸」，《本草蒙筌》記載其「瀉肝，止暴注，消上膈痰火，驅時疫頭痛」，《本草述》記載其主治中風、頭風、脅痛、瘈瘲、顫振、眩暈、咳嗽、久嗽、嘔吐、舌衄、咳嗽血、癲疝。從這些資料看，青黛是與肝經相關的藥味，說其藥味是酸味可能比較合適。

實際上，我們可以直接從「青黛」這兩個字上辨識出它的藥性。青黛的「青」代表青色，代表肝木；「黛」代表黑色，代表腎水。青黛作為一種深藍色，應該是介於青色與黑色之間的顏色。又或者說，青黛是青色與黑色兼具，是肝木與腎水兼具，是瀉肝的酸味與補腎的苦味兼具。當然，苦味本身還可以瀉心，清熱。

到這裡，我們重新定義了雄黃和青黛的藥味。其中，雄黃味苦、辛，青黛味苦、酸，兩者配伍後，苦苦入腎，辛酸入肝，肝腎同治，可用於骨髓增生異常症候群。從「以毒攻毒」的角度看，雄黃是毒性中藥，藥性峻烈，用於病情嚴重的骨髓增生異常症候群，也是藥病相投的。

透過對這些藥物的五味補瀉特點的分析，我們基本證實了之前的推測，血液病治療的關鍵點在於腎水，組方的關鍵藥味在於苦味。當然，病情複雜時，也需要考慮兼顧其他臟腑。

另外，既然明確了雄黃的苦辛之味，明確了雄黃解毒去腐的功效，我們可以大膽設想一下，其他臟腑相關的腫瘤，是不是也可以透過雄黃與酸味藥、甘味藥、辛味藥或鹹味藥的配伍，來達到相應的治療效果呢？或者，我們是否可以將現有的能夠解毒、去腐、散結、消腫、消痰的毒性中藥，從湯液經法圖角度，按照藥味應用於相應臟腑的腫瘤治療呢？這些問題，留給大家思考。

本節課就講到這裡。

青黃散配伍原理圖

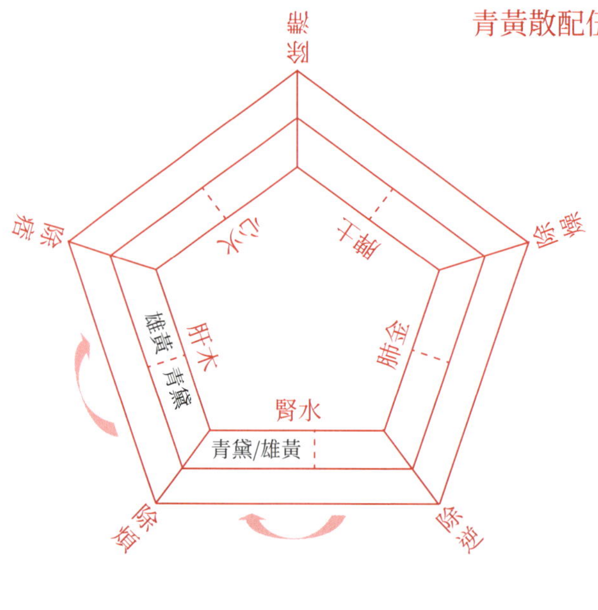

第二十四講

淺談《輔行訣》裡的數字和術數

前面的課程，我們透過舉例給大家講了如何理解和運用湯液經法圖，以及肝木虛實病證、心火虛實病證、脾土虛實病證、肺金虛實病證和腎水虛實病證的特點和治療。那麼，這節課呢，我們換個角度，給大家講一講湯液經法圖裡面的數字訊息，當然也包括《輔行訣》裡面的數字訊息。

湯液經法圖是收錄於《輔行訣》這本書裡的，《輔行訣》是學習湯液經法圖的第一手資料。我們在前面講過，如果想要確定一個方劑的作用特點，確定其是補某個臟腑還是瀉某個臟腑，有一個辨法就是，比較這個方劑的適應證與《輔行訣》中記載的各個大小補瀉湯的適應證。

前面的課程裡，我們多次應用這個方法，來確定例如桂枝湯、芍藥甘草湯、理中丸、麻杏石甘湯、生脈散、六味地黃丸等方劑的補瀉定位。我們在講桂枝湯和芍藥甘草湯的時候，提到了小補肝湯和小瀉肝湯；在講麻杏石甘湯和生脈散的時候，提到了小補肺湯和小瀉肺湯。這節課呢，我們把這二十首方子統一列出來，看看其中的規律，尤其是數字規律。

為什麼是二十首呢？因為各個臟腑都有小補湯、大補湯、小瀉湯和大瀉湯四類，肝、心、脾、肺、腎共五個臟腑，合起來就有二十首方劑。

首先，讓我們以小補肝湯、大補肝湯、小瀉肝湯和大瀉肝湯為例，來分析一下其中的數字訊息。這四個方劑的組方如下：

小瀉肝湯 芍藥三兩 枳實三兩 生薑三兩

大瀉肝湯 芍藥三兩 枳實三兩 生薑三兩 黃芩一兩 甘草一兩 大黃一兩

小補肝湯 桂枝三兩 乾薑三兩 五味子三兩 大棗十二枚

大補肝湯 桂枝三兩 乾薑三兩 五味子三兩 大棗十二枚 竹葉一兩 代赭石一兩

旋覆花一兩

在這些方劑裡面有什麼數字規律呢？我們來分析一下。

大瀉肝湯的組方，包含了小瀉肝湯的組方。小瀉肝湯的組方用藥，就是酸瀉肝和辛補肝，都定位在肝木。但是，大瀉肝湯的組方用藥，除了定位在肝木的芍藥、枳實、生薑，還有定位在腎水的黃芩、甘草和大黃，黃芩苦補腎，甘草甘瀉腎，大黃鹹潤腎。

為什麼大瀉肝湯在治肝的同時，還需要治腎呢？對於此，很多學者都是從《難經》「母能令子虛，子能令母實」的角度來解釋的，肝實就得虛之，要想使肝虛，就需要治肝木之母，即腎水。但是呢，《難經》裡同樣也有「虛則補其母，實則瀉其子」的說法，似乎肝實應當同時瀉肝木之子，也即心火。所以，這兩種協同治療途徑似乎可以視病情需要選擇。

同時，小補肝湯和大補肝湯的組方規律也是類似的，大補肝湯包含小補肝湯，大補肝湯除了治肝，還能治肝木之子心火，所謂「子能令母實」。

明確了這些具體的內容，我們再跳出來，抽象地看看其中的數字訊息和數字規律。

這裡面有什麼數字規律呢？

首先，最簡單的，小瀉肝湯是三味藥，小補肝湯是四味藥。三與四，一個是偶數，一個是奇數。大瀉肝湯是六味藥，大補肝湯是七味藥。六與七，一個是奇數，一個是偶數。

看到這，大家想到了什麼呢？對！想到了兩句經典的話。一句來源於《傷寒雜病論》，即「發於陽者，七日愈；發於陰者，六日愈。以陽數七，陰數六故也」。還有一句來自《輔行訣》，該書在湯液經法圖下標注的一句話，即「陽進為補，其數七；陰退為瀉，其數六」。這兩句話雖然記載在不同的書上，卻表述著同一個思想，那就是陽數為七，陰數為六。

從這個角度看，因為補為陽，陽數為七，故大補肝湯由七味藥組成；因為瀉為陰，陰數為六，故大瀉肝湯由六味藥組成。所以，一個治療方的組方用藥數目，與治療疾病是有相關性的。先不要管多麼不可思議，請大家記住這個結論，未來我們可以深入研究探討。

六和七有了依據，那麼，三和四呢？

一般認為，奇偶與陰陽的關係是，奇數為陽數，偶數為陰數。但是，如果這樣定義，就會出現悖論。我們來看，補為陽，三為奇數為陽，小補肝湯應該只有三味藥；瀉為陰，四為偶數為陰，小瀉肝湯應該有四味藥。但是實際上，恰恰相反。不止是小補肝湯和小瀉肝湯，其他任何一個臟腑的小補湯和小瀉湯，都是以三為瀉，以四為補。

那麼，這是為什麼呢？

我覺得，有以下幾種可能。其一，直接根據奇偶定陰陽的分析思路是錯的，並不適用於所有情況。其二，《輔行訣》的小補肝湯和小瀉肝湯的組方選藥，沒有遵循陰陽理論。其三，所有的《輔行訣》傳抄本，把小補肝湯和小瀉肝湯乃至其他各個臟腑的小補湯和小瀉湯的組方，都抄錯了。

大家覺得哪個是可能的原因呢？反正我覺得，第一種最有可能。

那麼，如果奇數為陽數、偶數為陰數的思路不成立，那麼還有什麼其他思路嗎？其實，大家都知道，華夏文化自古就重視數字，重視數學，因為作為一個農耕民族，我們需要用天文曆法來指導生產生活，而天文曆法的本質就是數學。只不過，華夏文化的數學，不是去拼數字大小的，也不是玩公式和等號的，那些都太虛了，都脫離了實際生產生活。我們講究的，不是數字，而是術數，是直接與萬事萬物相聯繫的術數。

說到術數，就不能不提《河圖》、《洛書》。

關於《河圖》、《洛書》的研究很多，我也不是行家，就不贅述了。重點只有一個，《河圖》、《洛書》與《易經》一樣，都是天文曆法書。在《洛書》裡面，有「天一生水，地六成之；地二生火，天七成之；天三生木，地八成之；地四生金，天九成之」。這句話的意思很複雜，但它至少表達了一種觀點，也就是，一與六相連，二與七相連，三與八相連，四與九相連。

所以，我們考慮三與四的關係，其實就是考慮八與九的關係。之前討論的六與七，其實也是一與二。只不過，六、七、八、九都是成數，而一、二、三、四都是生數，成數六、七、八、九是生數一、二、三、四分別加上五之後而得，而五代表脾土，代表中樞。只有在中樞的運籌下，整個圓運動才能進行下去，萬事萬物才能表現出週期律。所以，有沒有這種可能，既然人「秉天地之氣生，四時之法成」，是一個已經「生成」的生命體，那作為治病救人的組方，顯然得推動和維持人體的新陳代謝，推動和維持人體的圓運動，得靠中焦運化升清降濁來發揮作用，這種情況下，就必須要用五，必須要用成數。

從成數六、七、八、九的角度看，六和八為偶數，為陰數，為瀉；七和九為奇數，為陽數，為補。用三就是用八，就是瀉；用四就是用九，就是補。

當然，這只是我們的一個猜測，還需要更多的證據來證明。但是不管怎樣，從河圖洛書角度去理解這個事，可能是一個正確的方向。

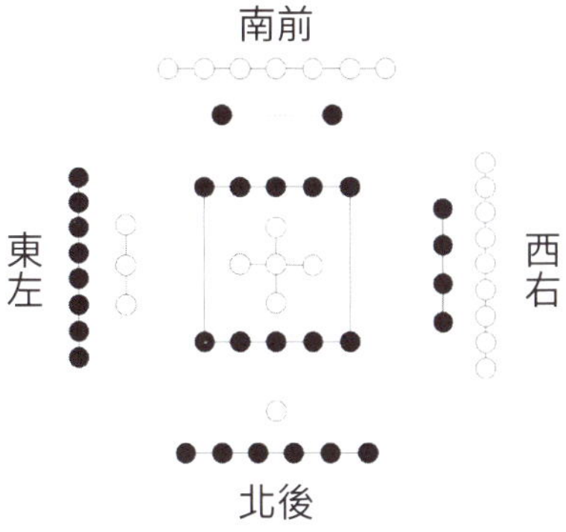

河圖

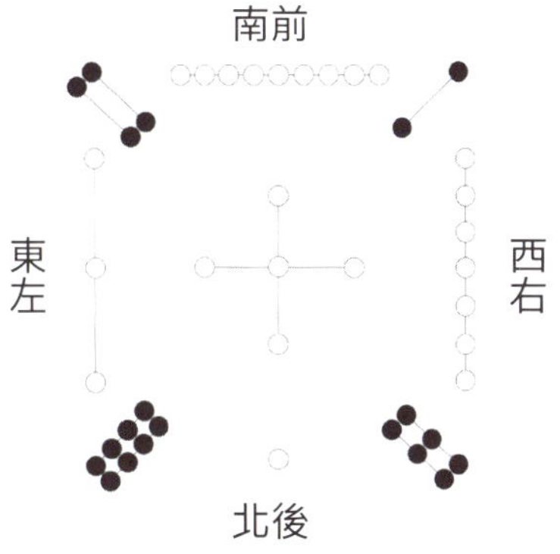

洛書

剛才給大家講了講組方藥味數目的數字規律。除此之外，各個方子在補味藥和瀉味藥的使用上，也存在配比的固定規律。

還是以治肝四方為例。

第一，辛補肝，酸瀉肝，甘緩肝，小瀉肝湯用了一個辛味藥，二個酸味藥，沒有用甘味藥，補瀉配比為一：二，或者說，補瀉調的配比為一：二：〇（即補味、瀉味、調味的用藥數目配比為一：二：〇）。小補肝湯用了二個辛味藥，一個酸味藥和一個甘味藥，補瀉調的配比為二：一：一。

推廣到其他臟腑的小瀉湯和小補湯，都是一樣的規律。

第二，大瀉肝湯在小瀉肝湯基礎上，增加了苦補腎、甘瀉腎和鹹潤腎的中藥各一個，使得補瀉調的配比從一：二：〇變成二：三：一。大補肝湯的情況複雜一些，不同手抄本的內容不一樣，藥味比例也不一樣。范志良抄本增加的是苦味藥二個（竹葉，代赭石），鹹味藥一個（旋覆花）。衣之鏢等人的抄本認為此處增加的應是鹹味藥二個（旋覆花，牡丹皮），苦味藥一個（竹葉）。還有的抄本寫的是竹葉（苦）當為葶藶子（鹹）。我們認為傳抄過程中可能出現錯誤，但補瀉比例應不會變，以此構成邏輯的嚴密性，故大補肝湯增加的是二個鹹味藥和一個苦味藥。如此一來，補瀉調的比例應為四：二：一。

推廣到其他臟腑的大瀉湯和大補湯，也都是一樣的規律。

所以我們說，各臟腑的大小補瀉諸湯，在選藥上，在藥味數目的配比上，都是有固定規律的。從補瀉調的配比來看，小補湯都是二：一：一，小瀉湯都是一：二：〇，大補湯都是四：二：一，大瀉湯都是二：三：一。

當然，這只是各臟腑補瀉兼施用藥的標準配比模式，不是一成不變的，如果想單純地補、單純地瀉、單純地調，或者補與調合，或者瀉與調合，其實都是可以的。只是需要保證主要的治療方向與主導藥味一致。

比方說，想要補肝，用一個辛味藥就可以，用三個辛味藥也可以，用五味配伍轉化還可以，這需要根據患者個體化的病證特殊性和中藥的功效特殊性來確定。只要是確保患者為肝虛病證，並且採取了以補肝為主的治則治法，那麼臨床就應該是有效的。

說完了用藥數目的配比，我們再來看看用量。

俗話說，不傳之祕在於量，這句話一點不假。但是，如果從湯液經法圖角度看，並不是所有組方對用量的要求都這麼高。例如，面對一個由五個甘味藥組成的補脾方，哪個藥多一點，哪個藥少一點，一般都不會改變整個方子的主導功效。那麼，什麼樣的組方對藥物用量的要求高呢？對，就是補瀉兼施的組方。

在一個補瀉兼施，既有辛味補肝藥，又有酸味瀉肝藥的方子中，藥物用量就非常重要了。如果辛味補肝藥的用量大，則全方表現出的就是補肝為主的效果；如果酸味瀉肝藥的用量大，則全方表現出的就是瀉肝為主的效果。這可是或補或瀉的區別，差異可大了。

當然，還有一種情況，就是在多臟腑定位的治療方中，一部分藥側重於此臟腑，一部分藥側重於彼臟腑，哪部分的用量大，全方的側重點就會倒向哪部分，這是很容易理解的道理。例如，現在的小柴胡湯的組方與大陰旦湯相比，缺了芍藥，而芍藥又是整個方中唯一的酸味藥，所以本來同時作用於脾土和肺金的大陰旦湯，減掉芍藥成為小柴胡湯之後，整個作用方向就倒向了脾土。

再比如說，桂枝湯變成小建中湯之後，由於增加了芍藥的用量，使得補肝的辛味與瀉肝的酸味幾乎均衡，於是發生了等量的辛酸化甘，弱化了桂枝湯辛味解表的作用，而強化了小建中湯甘味補中的作用。我們之前也給大家舉過這個例子。這才叫真正的組方加減，瞧瞧人家遺方用藥的精準度！

那麼，湯液經法圖的初學者應該怎樣把握藥物用量呢？

其實，答案也很簡單，就是可以先「調數不調量」，用藥都用等量或者常用量，透過中藥數目的調節來達到不同的補瀉效果。例如，在小瀉肝湯的組方中，枳實、芍藥和生薑是等量的，但由於酸味藥用了二個，辛味藥只用了一個，所以依然是以酸味瀉肝為主。「調數不調量」的理論依據即在於此。再如，大瀉肝湯在小瀉肝湯基礎上增加的治腎水的三個中藥，苦味藥黃芩、甘味藥甘草和鹹味藥大黃，也是等量的，並且，這三個治腎水的中藥，用量都是治肝木的那三個中藥的三分之一，比治肝木中藥的用量要小。這就是有主有次，主次分明，這才是用量大小的意義。這些內容，都是值得我們進一步深入研究的。

推廣到其他臟腑的大小補瀉諸湯，也都是一樣的規律。

以上就是我們從《輔行訣》所收錄的湯液經法圖和大小補瀉諸方的分析中看到的數字規律，希望大家能夠理解。這方面的困惑和疑問還很多，還需要深入研究，我們也只是拋磚引玉。

本節課的最後，我們把這二十首大小補瀉諸方，填在湯液經法圖裡，以便於大家學習。需要說明的是，我們依據的是一九六五年范志良抄本《輔行訣》，其中所載大補肝湯、小補心湯、大補心湯似乎錯把苦味藥代赭石當成鹹味藥來用，為了保證邏輯的連貫性，我們用「鹹味藥」三個字對其做了替換。

小瀉肝湯配伍原理圖

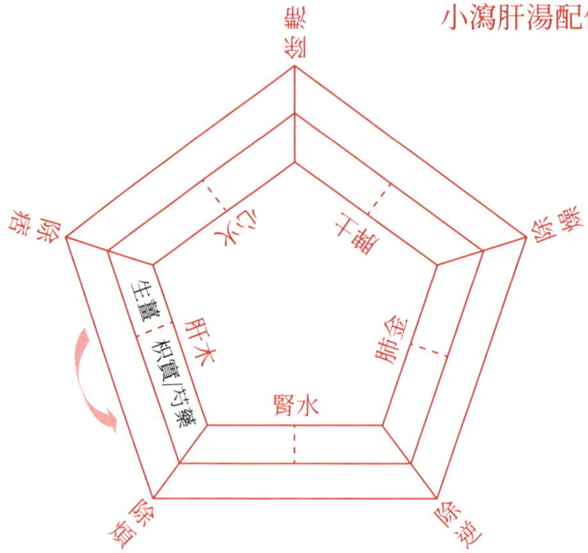

小補肝湯配伍原理圖

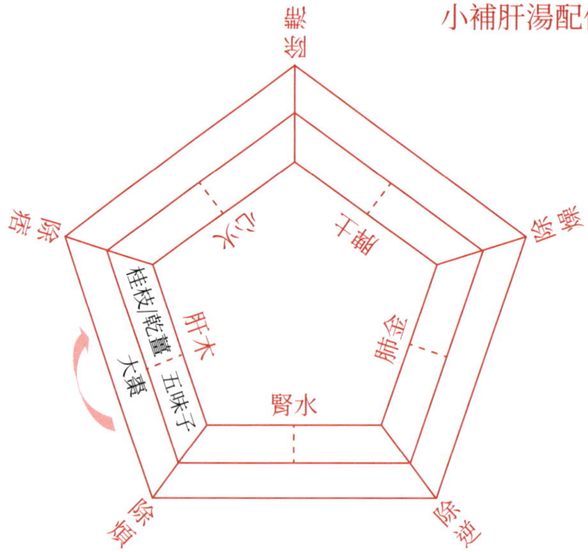

大瀉肝湯配伍原理圖

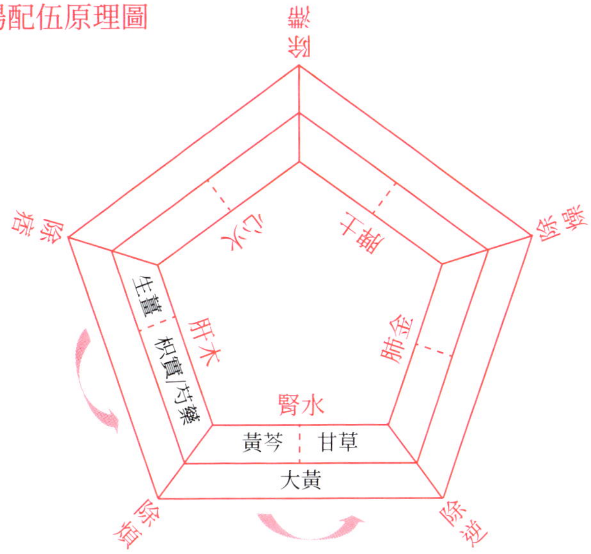

大補肝湯配伍原理圖

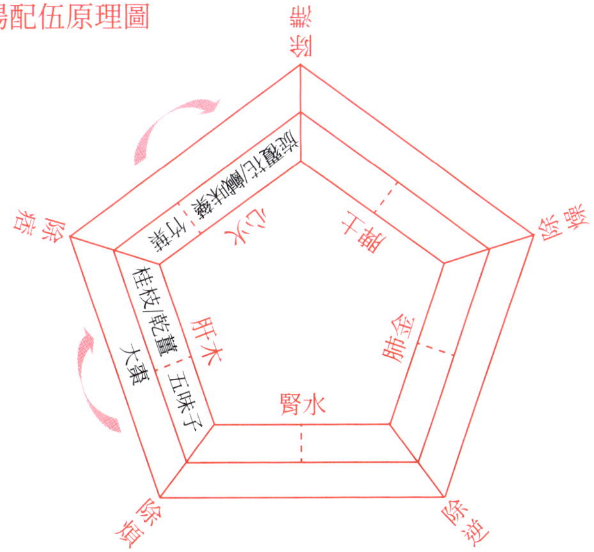

小瀉心湯配伍原理圖

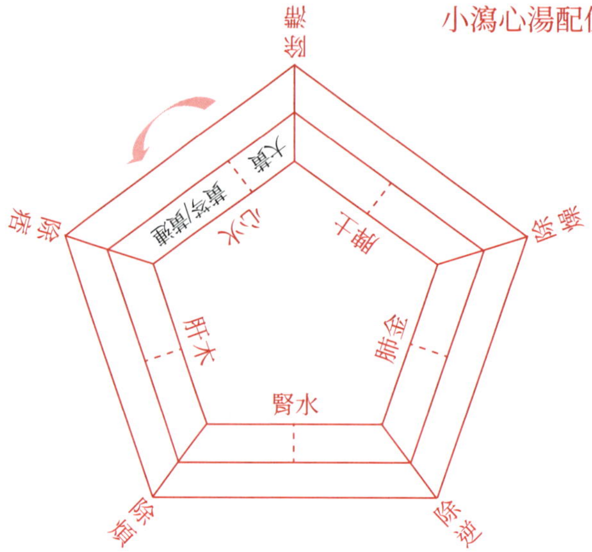

小補心湯配伍原理圖

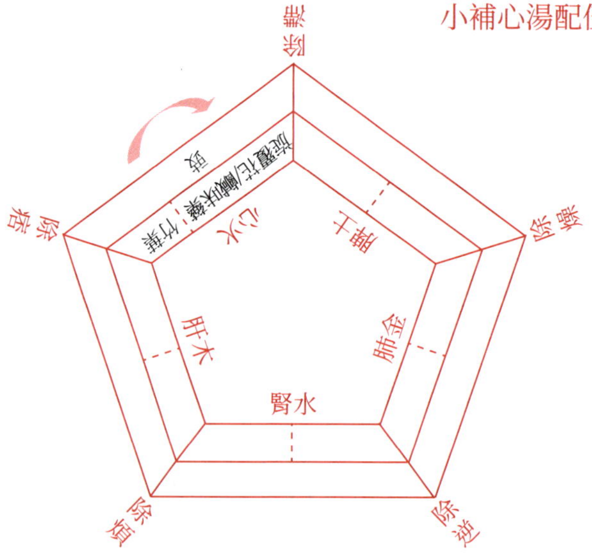

大瀉心湯配伍原理圖

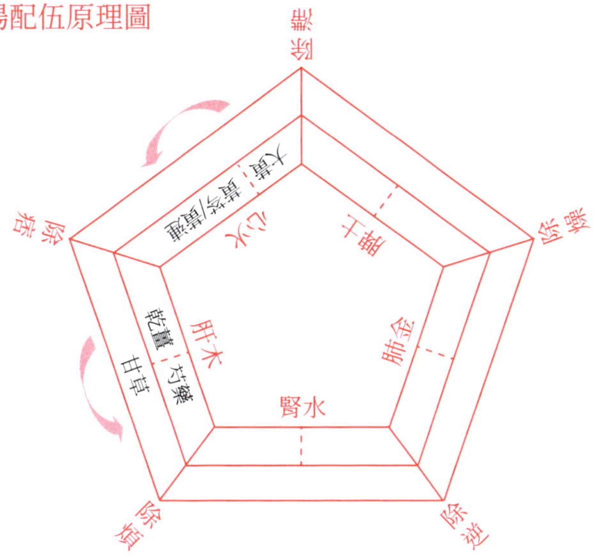

大補心湯配伍原理圖

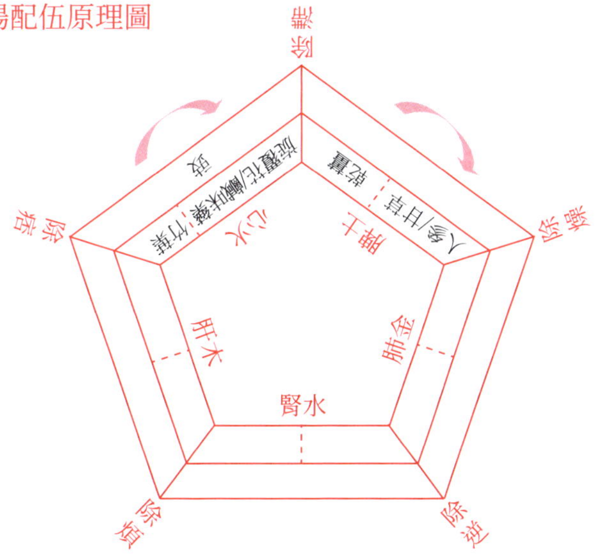

小瀉脾湯配伍原理圖

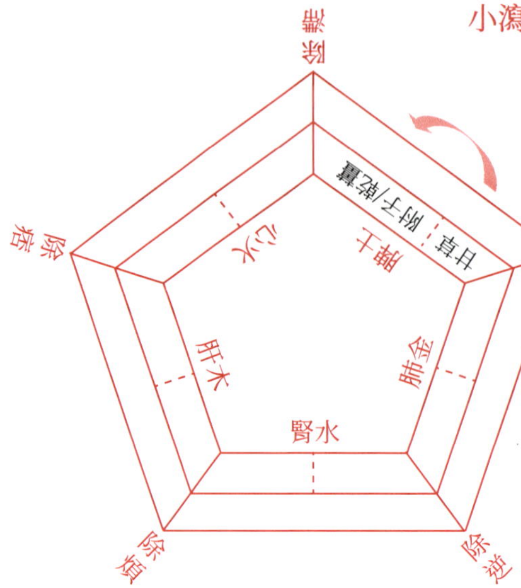

小補脾湯配伍原理圖

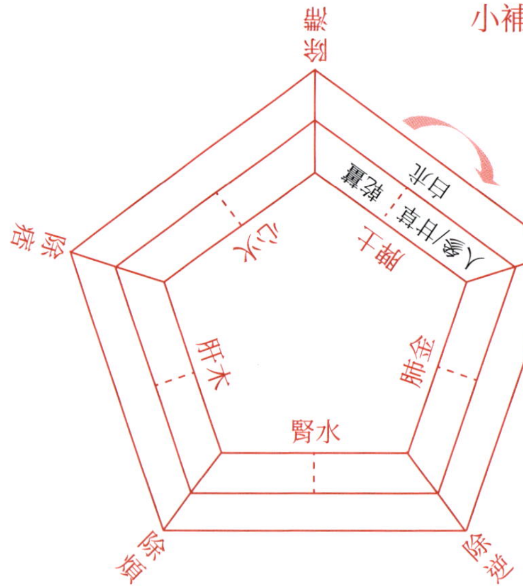

大瀉脾湯配伍原理圖

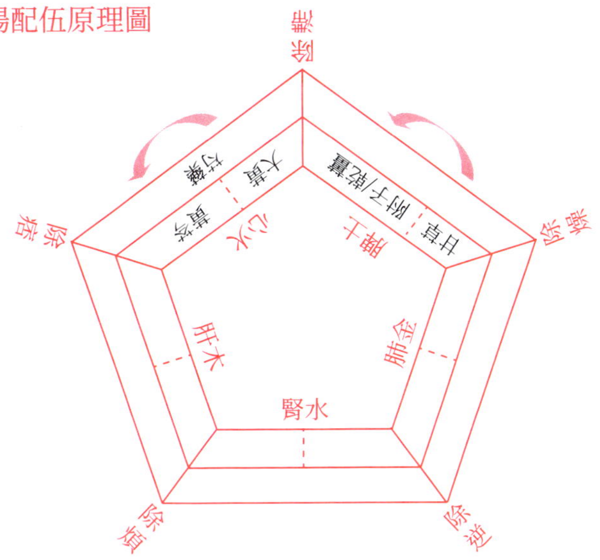

大補脾湯配伍原理圖

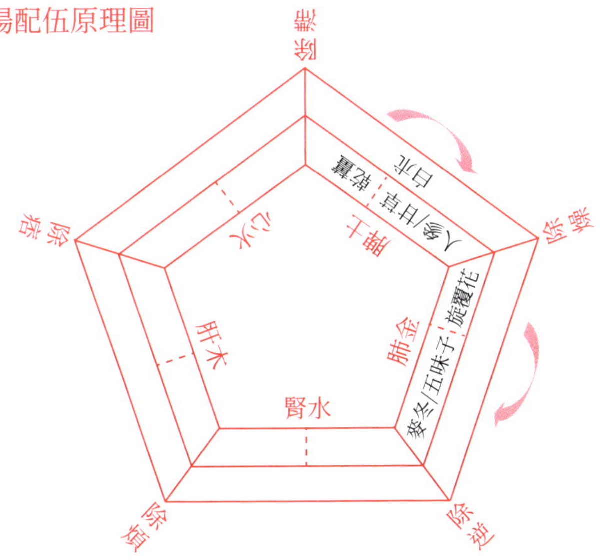

小瀉肺湯配伍原理圖

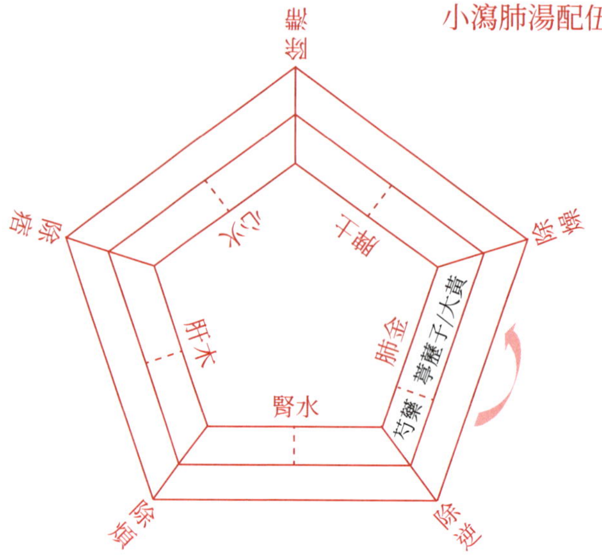

小補肺湯配伍原理圖

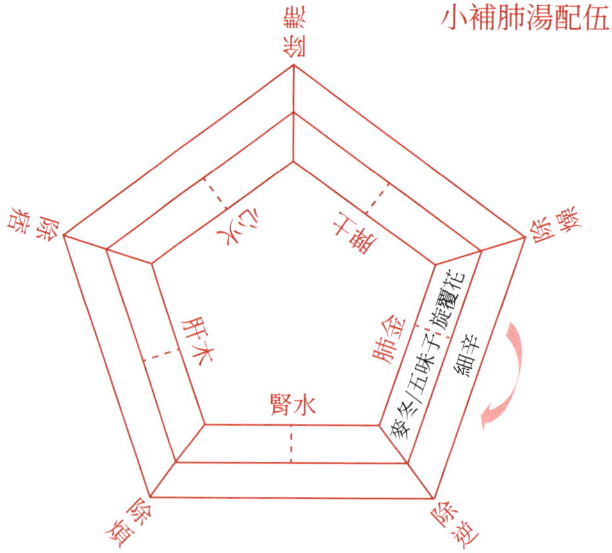

大瀉肺湯配伍原理圖

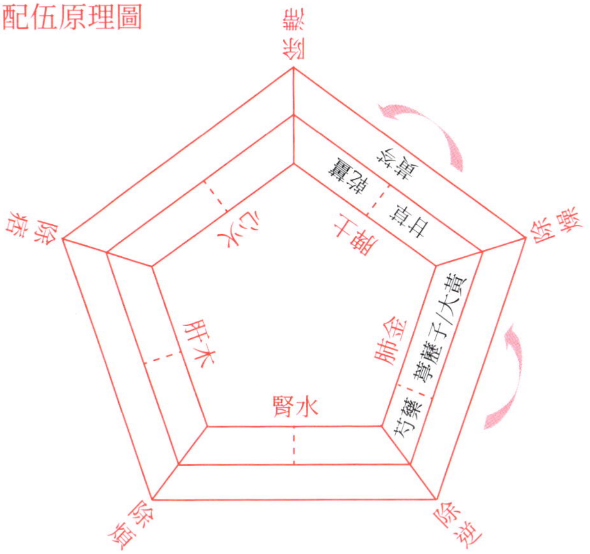

大補肺湯配伍原理圖

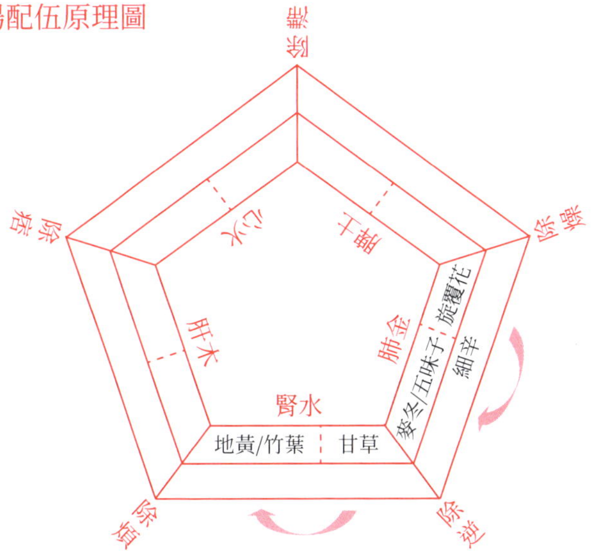

小瀉腎湯配伍原理圖

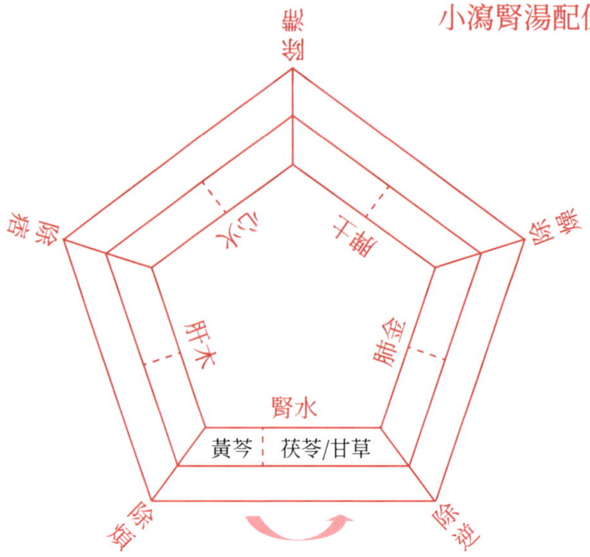

小補腎湯配伍原理圖

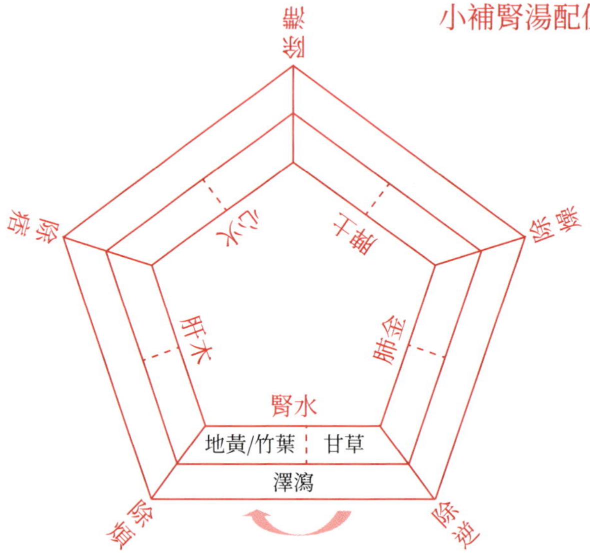

大瀉腎湯配伍原理圖

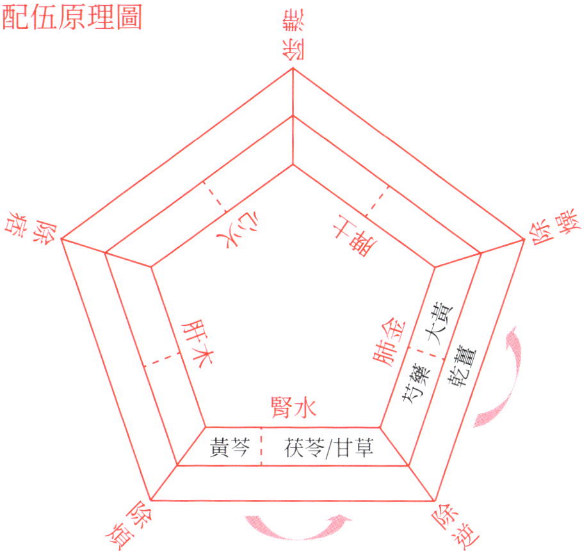

大補腎湯配伍原理圖

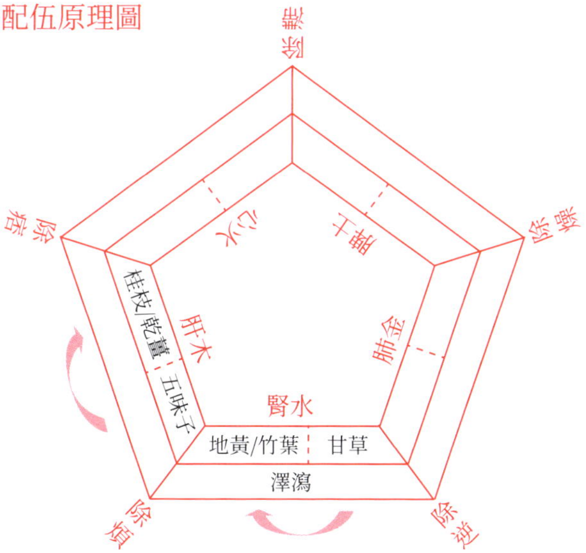

第二十五講

一些有待深入研究的問題

到本節課為止，我們已經把湯液經法圖的基本概念講清楚了，比如它是什麼，怎麼用它認識疾病，怎麼用它治療疾病，怎麼用它組方配伍等。對其中的一些重要概念，包括補瀉兼施、定位單一臟腑還是多臟腑、子能令母實、中藥的五行屬性、五味配伍轉化關係，以及一些術數痕跡等，也都做了相應的介紹。最關鍵的是，我們對數十個常用的、經典方劑的組方配伍機制，從湯液經法圖角度進行了詳細的解析。這些內容，都在前面的二十四節課程裡，以肝木↓心火↓脾土↓肺金↓腎水的順序為主線，穿插著講完了。

那麼，這節課我們就來聊一些目前還不清楚的、有待深入研究的問題。

第一，湯液經法圖只是一張原理圖，如果要在臨床使用這張原理圖，必須要把現有疾病、現有證型填進去，找到疾病的定位，同時還要把現有中藥填進去，找到藥物的定位。這樣才能夠去評價藥證是否相符、藥病是否相投。

目前，我們只能以《輔行訣》中收錄的二十首大小補瀉諸湯為橋梁，參考它們的適應證，對未知的病證進行定位。我們也只能參考《輔行訣》收錄的二十五味藥精的特點，參考它們的功效藥理和法象藥理，對未知的中藥進行定位。

當然，就中藥的五行屬性定位這個問題，我們已經對二十五味藥精的五行屬性進行了關聯性研究，初步發現了其與現有中藥藥性理論的關係。我們在解讀具體方劑的配伍原理時，也會給一些不在二十五味藥精裡的中藥定主導藥味，例如將麻黃定為辛味屬木，石膏定為酸味屬金，梔子定為苦味屬水，黃芪定為甘味屬土，葶藶子定為鹹味屬火。這些中藥的藥味和五行屬性的確定，一方面依據的是功效藥理，具體來說，就是與二十五味藥精的中藥功效相比較；另一方面依據的是法象藥理，即藥材基原的生長環境，藥材的顏色，藥材的性狀，藥材的真實味道等，也就是所謂的「形色氣味質」。當然，歷代本草的記載，《中華本草》的記述，都是我們需要綜合考慮的。

這些中藥的五行屬性所派生出來的主導藥味，有些與《中國藥典》的記載相同，有些則不同。出現這種情況的原因，其實就是在中藥藥性傳承的過程中，有些內容被很好地保存下來，而有些內容則更多的是後世醫家的認識。容易直觀理解的內容，傳承得就比較好。不容易直觀理解的內容，或者被後來一些其他理論或思維慣性替代的內容，傳承得就不好。

例如，《輔行訣》中記載大黃是一個鹹味藥，入肺瀉肺的鹹味藥，具有清熱瀉火通便的作用。實際上，大黃飲片的味道並不那麼苦。但是呢，由於大家逐漸形成了寒性中藥清熱瀉火的思維慣性，而苦味能燥能瀉，所以大黃就被定義為苦寒的中藥，而三黃瀉心湯的配伍原理，也自然成了苦寒三藥的聯用。直到看了《輔行訣》的小瀉心湯，我們才發現，其實黃連和黃芩是苦寒的，而大黃是鹹寒的，二苦一鹹才是瀉心的標配。同樣，也正因為大黃是鹹味的，所以通便瀉肺是大黃的作用，而不是黃連和黃芩的作用。

所以，大黃有可能原本就是一個鹹味藥，但經過幾千年的傳承後，逐漸變成了現在的苦味藥。有沒有這種可能性呢？我們認為是有的。

所以我們在第一講就和大家強調，在學習理解湯液經法圖之前，要破舊立新，要把自己變成一張白紙，要保持批判思考的態度。

好，言歸正傳。關於中藥五行五味屬性的問題，其實還有很多。

其一，在湯液經法圖中，每一個藥味都能入三個臟腑。例如，辛味既能補肝，又能瀉脾，又能散肺。那麼，這是否意味著每一個辛味藥都具有補肝、瀉脾和散肺的作用呢？還是說，不同的辛味中藥，具有不同的作用特點，有些只能補肝，有些只能瀉脾，而有些則可以兼顧補肝和瀉脾呢？顯然，後一種情況更符合邏輯，也能夠體現不同辛味藥的不同功效特點，能夠解釋為什麼在臨床上，只有加了這個中藥才有比較好的療效。

我們之前講過，辛味藥麻黃既能補肝又能散肺，而其解表散寒的作用就是補肝的體現，宣肺平喘的作用就是散肺的體現。但是，麻黃很少用於嘔吐、下利和痞滿，所以麻黃應該不具有辛味瀉脾的作用。

所以，僅僅明確了一個中藥的主導藥味依然是不夠的，我們還需要明確它的作用特點，明確它是作用於單一臟腑，還是兼顧兩個臟腑，還是兼顧三個臟腑。關於兼顧三個臟腑，我們給大家舉一個例子，甘草。甘草作為甘味藥，既能補脾，也能瀉腎，也能緩肝。補脾自不必說，瀉腎和緩肝呢，其實也很好求證。現代醫學認為，甘草能夠造成水鈉瀦留，導致假性醛固酮增多症，這絕對是腎的問題。甘草的提取物甘草酸苷是一個保肝藥，能夠用於慢性肝病。

這裡其實還隱藏著一個問題，甘草能夠補脾土、瀉腎水和緩肝木，那麼這是不是意味著，甘草不能直接用於心火和肺金疾病的治療呢？或者說，只要透過五味配伍轉化，辛甘化苦和苦甘化鹹，甘草就能用於心火和肺金疾病的治療呢？當然，這些都是假設，對不對還需要研究。

其二，五味只有五種，而現實使用的中藥卻有很多，那麼相同藥味的不同中藥，區別在哪裡呢？目前來看，一方面，主導藥味相同，兼有藥味不相同，五行互含屬性不同，則中藥的功效特點不同。這一點我們在前面的講課中提到過，可以與現有中藥的寒熱之氣和功能之用相聯繫，從四氣和功效出發定區別。例如，大黃與肉蓯蓉都是鹹味藥，都能夠瀉肺通便，但是大黃為寒性，適用於熱性便祕，而肉蓯蓉為溫性，適用於寒性便祕。

但是，另一方面，就相同的這個主導藥味來說，是不是也有作用強度的差異呢？

比方說，甘草味甘補脾，人參味甘補脾，黃芪味甘補脾，那麼這三個甘味藥在補脾的時候，是否有作用強度的差異呢？哪些情況下可以互相替代使用，哪些情況下不能互相替代使用呢？人參作為土中土，是不是補土的作用更為純正呢？諸如此類問題，都還需要進一步研究。

從哲學概念上看，在湯液經法圖的學習理解和運用過程中，共性與個性的辯證統一問題，可能是經常會遇到的問題。

大家可以看看，這裡面有多少問題，需要怎麼研究。其他諸如五行屬性的本質是什麼，五味互含（主導藥味和兼有藥味）怎麼判定，五味配伍化合關係的數學內涵怎麼表述等，也都需要探索。只有弄清楚了這些內容，我們才算是為湯液經法圖的臨床實踐打下了一個比較好的基礎。

第二，湯液經法圖只是一張原理圖，這張原理圖的運用，各臟腑補瀉治療的組方原則，在《輔行訣》中有一定的模式，但這不一定是唯一模式，或者說，這一定不是唯一模式。

例如，就補肝木的治療組方而言，《輔行訣》的模式以小補肝湯為代表，小補肝湯由四味藥組成，二個辛味藥（桂枝、乾薑）補肝木，一個酸味藥（五味子）瀉肝木，一個甘味藥（大棗）緩肝木。但是，張仲景就沒有採用這種模式，而是採取了增加甘味藥的做法。例如《傷寒雜病論》裡面的桂枝湯，用二個辛味藥（桂枝、生薑）補肝木，一個酸味藥（芍藥）瀉肝木，二個甘味藥（甘草、大棗）緩肝木。還有組方更為複雜的葛根湯，用三個辛味藥（麻黃、桂枝、生薑）補肝木，一個酸味藥（芍藥）瀉肝木，三個甘味藥（葛根、甘草、大棗）緩肝木。

到了《太平惠民和劑局方》的川芎茶調散，補肝木的組方思路又不一樣了，直接棄用酸味藥，而大量使用辛味藥，採用的是「七辛一甘」組方，七個補肝木的辛味藥分別是川芎、荊芥、白芷、羌活、細辛、防風和薄荷，一個緩肝木的甘味藥是甘草。這個方子就比較剛烈了，沒有補瀉兼施的餘地，只有一個作用方向，即疏風散寒止痛。當時我們還說，對於這種風邪頭痛的病證，加上一個酸味藥芍藥，其實一點問題也沒有，主導方向不會變，還能增強解痙止痛的效果。

所以，在湯液經法圖指導下的組方配伍，經方有經方的原則，時方有時方的靈活，關鍵是錨定的臟腑和主導的藥味。

除了上面這些問題，湯液經法圖的現代科學研究也是不可缺少的一部分。

我們可以採用化學、生物化學、藥理學、病理學、數學和資訊學等現代科學的手段和技術，來闡釋湯液經法圖的科學實質，使湯液經法圖的臨床應用更便捷。其實，我們前期已經採用數學建模的方法，開展了一部分研究嘗試，取得了一些可喜的成果。

當然，大家需要注意，從傳承創新的角度看，傳承是基礎，創新是提高，沒有基礎就無所謂提高。所以，完整傳承是第一步，科學創新是第二步，希望未來的湯液經法圖的研究者們能謹記。

在完整傳承的基礎上，除了科學創新，還要有臨床實踐應用。所以，未來的一項重要工作，就是在真實的臨床診療活動中，開展湯液經法圖理論實踐體系的應用工作。這項應用工作的實際落地方式有很多，可以是一個回顧性的病例分析，一項基於病例對照研究的臨床試驗，也可以是針對臨床醫師的繼續教育，透過繼續教育改變臨床醫師的處方思維和用藥加減的習慣，還可以是開發一套五味配伍組合的運算系統，計算中藥處方的五臟補瀉定位特點。諸如此類，都是可以的。

理論來源於實踐，實踐是檢驗真理的唯一標準。只有在臨床診療實踐活動中檢驗過的湯液經法圖中醫組方配伍理論，才是真正有價值的。所以，臨床實踐工作非常重要，只不過，在進行臨床實踐之前，我們需要先完整還原這個理論實踐體系，梳理我們已知的和未知的知識，而這個系列課程的目的，就是幫助大家還原和梳理相關知識體系。

希望看到這本書的朋友，無論是醫院和診所的醫師，還是在校的學生，還是科研工作者，還是普通的中醫藥愛好者，都能自覺自願地投身到湯液經法圖體系的推廣踐行中來。

正如《道德經》所言：「上士聞道，勤而行之；中士聞道，若存若亡；下士聞道，大笑之，不笑不足以為道。」

此致。

主要參考文獻

1. 張大昌、錢超塵。《輔行訣五臟用藥法要》傳承集［M］。北京：學苑出版社，2008。
2. 王雪苔。《輔行訣臟腑用藥法要》校注考證［M］。北京：人民軍醫出版社，2009。
3. 王付、張大偉、吳建紅。方劑學［M］。2版。北京：中國中醫藥出版社，2012。
4. 尚志鈞。神農本草經校注［M］。北京：學苑出版社，2008。
5. 國家藥典委員會。中華人民共和國藥典：2015年版。一部［S］。北京：中國醫藥科技出版社，2015。
6. 南京中醫藥大學。中藥大辭典［M］。2版。上海：上海科學技術出版社，2006。
7. 張大昌。張大昌醫論醫案集［M］。北京：學苑出版社，2008。
8. 黃兆勝。中藥學［M］。北京：人民衛生出版社，2002。
9. 金銳。小金藥師說藥事［M］。西安：西安交通大學出版社，2017。
10. 金銳、張冰。中成藥處方點評的理論與實踐［M］。北京：人民衛生出版社，2018。
11. 衣之鏢。輔行訣五臟用藥法要藥性探真［M］。北京：學苑出版社，2013。

12. 李飛。方劑學 [M]。北京：人民衛生出版社，2002。
13. 國家衛生健康委辦公廳，國家中醫藥管理局辦公室。新型冠狀病毒感染的肺炎診療方案（試行第五版）[EB/OL]。[2020-2-4]。http://www.nhc.gov.cn/yzygj/s7653p/202002/3b09b894ac9b4204a79db5b8912d4440/files/7260301a393845fc87fcf6dd52965ecb.pdf
14. 國家衛生健康委員會，國家中醫藥管理局。關於推薦在中西醫結合救治新型冠狀病毒感染的肺炎中使用「清肺排毒湯」的通知 [EB/OL]。2020-2-7。http://yzs.satcm.gov.cn/zhengcewenjian/2020-02-07/12876.html
15. 國家衛生健康委辦公廳，國家中醫藥管理局辦公室。新型冠狀病毒肺炎診療方案（試行第七版）[EB/OL]。[2020-3-3]。http://www.nhc.gov.cn/yzygj/s7653p/202003/46c9294a7dfe4cef80dc7f5912eb1989/files/ce3e6945832a438eaae415350a8ce964.pdf
16. 錢超塵。《輔行訣》引用仲景方劑考 [J]。西部中醫藥，2012, 25 (11) : 46-50。
17. 金銳、韓晟。「湯液經法圖」系列研究之四：五味化合規律的數理分析 [J]。世界科學技術——中醫藥現代化，2021, 23 (4) : 1036-1041。
18. 王宇光、金銳。「湯液經法圖」系列研究之三：25味藥精五行屬性內涵的探索性研究

[J]。世界科學技術——中醫藥現代化，2021, 23 (2) : 385-390。
19. 金銳。「湯液經法圖」系列研究之二：基於五味補瀉理論的10首經方配伍原理解析[J]。世界科學技術——中醫藥現代化，2020, 22 (8) : 2961-2968。
20. 金銳。「湯液經法圖」系列研究之一：湯液經法圖的來歷、內容與應用[J]。世界科學技術——中醫藥現代化，2020, 22 (8) : 2954-2960。
21. 金銳、王宇光。從湯液經法圖解析清肺排毒湯的配伍和功效[J]。中醫學報，2020, 35 (12) : 2487-2493。
22. 金銳、王宇光。基於「湯液經法圖」的新型冠狀病毒肺炎臨床各期中藥治療複方的配伍原理及加減原則研究[J]。中南藥學，2020, 18 (3) : 340-344。
23. 金銳、趙茜、張冰。「三要素」理念下藥性實質的數學探索[J]。中國中藥雜誌，2014, 39 (20) : 4060-4064。
24. 金銳、張冰。中藥藥性理論複雜性特徵分析[J]。中國中藥雜誌，2012, 37 (21) : 3340-3343。
25. 北京市衛健委社區處方點評工作組，北京中醫藥學會臨床藥學專業委員會青年委員組，北京中醫藥大學中藥藥物警戒與合理用藥研究中心。北京地區基層醫療機構中成藥處方點評共識報告（2018 版）。中國醫院藥學雜誌，2018, 38 (18) : 1877-1887, 1892。
26. 馬廷剛。中藥歸經理論本質及現代研究與應用 [J]。吉林中醫藥，2009, 29 (1) : 65-69。
27. 常惟智。中藥五味藥性理論疑難辨析 [J]。遼寧中醫雜誌，2010, 37 (1) : 42-43。
28. 徐樹楠、支政、于麗等。中藥歸經學說的形成與發展 [J]。遼寧中醫雜誌，2010, 37 (8) : 1488-1489。
29. 王淑民。《輔行訣臟腑用藥法要》與《湯液經法》、《傷寒雜病論》三書方劑關係的探討 [J]。中醫雜誌，1998, 39 (11) : 694-696。
30. 徐浩、張衛華、楊殿興等。《輔行訣》五臟病症方組方法則探微——經方配伍法則的新發現 [J]。江西中醫學院學報，2005, 17 (4) : 63-67。
31. 吳新明、劉洋、李菲等。《輔行訣》體、用、化味理論研究 [J]。中國中醫基礎醫學雜誌，2011, 17 (4) : 351-352, 354。
32. 張蕾、嚴廣樂。近年中醫學陰陽五行學說定量模型研究 [J]。中醫學報，2010, 25 (3) : 445-447。

33. 房慶祥、王巍。中醫五行學說思維模型研究 [J]。大學數學，2011, 27 (6) : 100-104。
34. 喬有成。拓撲與圖論的原始數學模型 [J]。鞍山師範學院學報，1994 (3) : 72-73。
35. 王發紅、劉錫傑、林元益。「一筆劃」數學理論在創口或瘢痕類損傷法醫學鑑定中的運用 [J]。海峽科學，2017, (11) : 16, 19。
36. 管梅谷。關於中國郵遞員問題研究和發展的歷史回顧 [J]。運籌學學報，2015, 19 (3) : 1-7
37. 2015 中醫藥行業科研專項再生障礙性貧血項目專家組。成人重型和輸血依賴的非重型再生障礙性貧血中西醫結合診療專家共識 [J]。中華中醫藥雜誌，2021, 36 (3) : 1513-1521。
38. 李柳、麻柔。含砷古方青黃散治療惡性血液系統疾病 [J]。醫學研究雜誌，2019, 48 (12) : 1-3。
39. 中國中西醫結合學會血液學專業委員會。老年急性髓系白血病（非急性早幼粒細胞白血病）中西醫結合診療專家共識 [J]。中國中西醫結合雜誌，2019, 39 (4) : 405-411。
40. 中國中西醫結合學會血液學專業委員會骨髓增生異常綜合征專家委員會。骨髓增生異常綜合征中西醫結合診療專家共識（2018 年）[J]。中國中西醫結合雜誌，2018, 38 (8) : 914-920。

附：方劑檢索表（依方名筆劃排序）

序號	方名	組方	功效主治	配伍結構	五臟補瀉特點	章節
1	八正散	車前子、瞿麥、萹蓄、滑石、梔子、甘草、木通、大黃各一斤	清熱瀉火，利水通淋。用於濕熱淋證，症見尿頻尿急、淋瀝不盡、小腹急滿，甚則癃閉不通	六甘一苦一鹹	瀉腎為主，補瀉兼施	第二十二講
2	三黃瀉心湯	大黃二兩、黃連一兩、黃芩一兩	清熱瀉火止血。用於吐血衄血、牙齦腫痛、口舌生瘡、胸中鬱熱	二苦一鹹	瀉心為主，補瀉兼施	第七講
3	大陽旦湯	黃芪五兩、人參三兩、桂枝三兩、生薑三兩、甘草二兩、芍藥六兩、大棗十二枚、飴一升	治凡病汗出不止，氣息惙惙、身勞力怯、惡風涼、腹中拘急、不欲飲食	五甘二辛一酸	肝脾同補，補瀉兼施	第十五講
4	大陰旦湯	柴胡八兩、人參三兩、黃芩三兩、生薑三兩、甘草二兩、芍藥四兩、大棗十二枚、半夏一升	治凡病頭目眩暈、咽中乾、每喜乾嘔、食不下、心中煩滿、胸脅支滿、往來寒熱	三甘二辛二酸一苦，或二酸二辛二鹹（苦甘化鹹）二甘，或七甘（辛酸化甘）一苦	肺脾同補，補瀉兼施	第十四講

5	大補心湯	代赭石（？）、旋覆花、竹葉各三兩，豉、人參、甘草、乾薑各一兩	治心中虛煩、懊憹不安、怔忡如車馬驚、飲食無味、乾嘔氣噫	二鹹一苦一酸 二甘一辛	補心補脾， 補瀉兼施	第二十四講
6	大補肝湯	桂枝、乾薑、五味子各三兩，大棗十二枚，旋覆花、代赭石、竹葉各一兩	治肝氣虛、其人恐懼不安、氣自少腹上衝咽、呃聲不止、頭目苦眩、不能坐起、汗出心悸、乾嘔不能食	二辛一酸一甘 二鹹一苦	補肝補心， 補瀉兼施	第二十四講
7	大補腎湯	地黃、竹葉、甘草各三兩，澤瀉、桂枝、乾薑、五味子各一兩	治精血虛少、骨痿腰痛、不可行走、虛熱衝逆、頭目眩、小便不利	二苦一甘一鹹 二辛一酸	補腎補肝， 補瀉兼施	第二十四講
8	大補肺湯	麥冬、五味子、旋覆花各三兩，細辛、地黃、竹葉、甘草各一兩	治煩熱汗出、少氣不足息、口乾、耳聾	二酸一鹹一辛 二苦一甘	補肺補腎， 補瀉兼施	第二十四講
9	大補脾湯	人參、甘草、乾薑各三兩，白朮、麥冬、五味子、旋覆花各一兩	治脾氣大疲、飲食不化、嘔吐下利、其人枯瘦如柴、立不可動轉、口中苦乾渴、汗出、氣急	二甘一辛一苦 二酸一鹹	補脾補肺， 補瀉兼施	第二十四講

10	大瀉心湯	黃連、黃芩、大黃各三兩，芍藥、乾薑、甘草各一兩	治心中怔忡不安、胸膺痞滿、口中苦、舌上生瘡、面赤如新妝，吐血、衄血、下血	二苦一鹹一酸一辛一甘	瀉心瀉肝，補瀉兼施	第二十四講
11	大瀉肝湯	枳實、芍藥、生薑各三兩，黃芩、大黃、甘草各一兩	治頭痛、目赤、多恚怒、脅下支滿而痛、痛連少腹迫急無奈	二酸一辛一苦一鹹一甘	瀉肝瀉腎，補瀉兼施	第六、二十四講
12	大瀉腎湯	茯苓、甘草、黃芩各三兩，大黃、芍藥、乾薑各一兩	治小便赤少、時溺血、少腹迫滿而痛，腰痛如折、耳鳴	二甘一苦一鹹一酸一辛	瀉腎瀉肺，補瀉兼施	第二十四講
13	大瀉肺湯	葶藶子、大黃、芍藥各三兩，甘草、黃芩、乾薑各一兩	治胸中有痰涎、喘不得臥、大小便閉、身面腫、迫滿欲得氣利	二鹹一酸一甘一苦一辛	瀉肺瀉脾，補瀉兼施	第二十四講
14	大瀉脾湯	附子、乾薑、甘草各三兩，黃芩、大黃、芍藥各一兩	治腹中脹滿、乾嘔、不能食、欲利不得或下利不止	二辛一甘一苦一鹹一酸	瀉脾瀉心，補瀉兼施	第二十四講
15	大承氣湯	大黃四兩、厚朴半斤、枳實五枚、芒硝三合	峻下熱結。用於陽明腑實證，症見大便不通、脘腹痞滿、煩躁譫語，以及熱厥證	三鹹一酸	瀉肺為主，補瀉兼施	第二十講

16	大陷胸丸	大黃半斤、葶藶子半升、芒硝半升、杏仁半升、甘遂一錢匕、白蜜二合	逐水破結。用於熱飲結胸輕證，症見胸膈疼痛、短氣煩躁、心中懊憹、汗出	三鹹一苦二甘，或五鹹（苦甘化鹹）一甘	瀉肺兼瀉腎	第二十講
17	大陷胸湯	大黃六兩、芒硝一升、甘遂一錢匕	瀉熱逐水。用於熱飲結胸證，症見胸膈疼痛不可近、心中懊憹、煩躁、短氣汗出	二鹹一甘	瀉肺兼瀉腎	第二十講
18	大黃附子湯	大黃三兩、附子三枚、細辛二兩	溫陽散寒通便。用於寒積阻滯證，症見腹痛便祕、手足不溫、腰痠腿軟	一鹹二辛	瀉肺	第二十講
19	川芎茶調散	川芎四兩、荊芥四兩、白芷二兩、羌活二兩、甘草二兩、細辛一兩、防風一兩半，薄荷八兩	疏風止痛。用於偏正頭痛、巔頂頭痛、發熱惡寒、頭暈目眩、鼻塞	七辛一甘	補肝	第三講
20	小半夏湯	半夏一升、生薑半斤	化痰散飲，和胃降逆。用於痰飲嘔吐	二辛	瀉脾	第五講

21	小朱鳥湯	雞子黃二枚、阿膠三錠、黃連四兩、黃芩二兩、芍藥二兩	治天行熱病、心氣不足、內生煩熱、坐臥不安、時下利純血如雞鴨肝	二苦二甘一酸，或四鹹（苦甘化鹹）一酸	補心	第九講
22	小陽旦湯	桂枝三兩、芍藥三兩、生薑二兩、甘草二兩、大棗十二枚	治天行發熱、自汗出而惡風、鼻鳴乾嘔	二辛二甘一酸	補肝為主，補瀉兼施	第十二講
23	小補心湯	代赭石（？）、旋覆花、竹葉各二兩，豉一兩	治血虛氣少、心中動悸、時悲泣、煩躁、汗出、氣噫	二鹹一苦一酸	補心為主，補瀉兼施	第二十四講
24	小補肝湯	桂枝、乾薑、五味子各三兩，大棗十二枚	治心中恐疑、時多惡夢、氣上衝心、越汗出、頭目眩暈	二辛一酸一甘	補肝為主，補瀉兼施	第二十四講
25	小補腎湯	地黃、竹葉、甘草各三兩、澤瀉一兩	治虛勞失精、腰痛、骨蒸羸瘦、小便不利	二苦一甘一鹹	補腎為主，補瀉兼施	第二十四講
26	小補肺湯	麥冬、五味子、旋覆花各三兩，細辛一兩	治煩熱汗出、口渴、少氣不足息、胸中痛	二酸一鹹一辛	補肺為主，補瀉兼施	第十七、二十四講

27	小補脾湯	人參三兩、甘草三兩、生薑三兩、白朮一兩	治飲食不化、食自吐利、吐利已則心中苦飢，或心下痞滿、無力身重、足痿、善轉筋	二甘一辛一苦	補脾為主，補瀉兼施	第十二、二十四講
28	小瀉心湯	黃連、黃芩、大黃各三兩	治心氣不足、吐血衄血、心中跳動不安者	二苦一鹹	瀉心為主，補瀉兼施	第九、十二、二十四講
29	小瀉肝湯	枳實、芍藥、生薑各三兩	治肝實、兩脅下痛、痛引少腹迫急、時乾嘔	二酸一辛	瀉肝為主，補瀉兼施	第六、二十四講
30	小瀉腎湯	茯苓、甘草、黃芩各三兩	治小便赤少、少腹滿、時足脛腫	二甘一苦	瀉腎為主，補瀉兼施	第二十四講
31	小瀉肺湯	葶藶子、大黃、芍藥各三兩	治咳喘上氣、胸中迫滿、不可臥	二鹹一酸	瀉肺為主，補瀉兼施	第十七、二十四講
32	小瀉脾湯	附子一枚、乾薑三兩、甘草三兩	治脾氣實、下利清穀、裡寒外熱、腹冷脈微	二辛一甘	瀉脾為主，補瀉兼施	第十二、二十四講
33	小承氣湯	大黃四兩、厚朴二兩、枳實三枚	瀉熱通便，潤燥軟堅。用於陽明熱結輕證，症見潮熱汗出、脘腹滿痛、便乾便難	二鹹一酸	瀉肺為主，補瀉兼施	第二十講

34	小柴胡湯	柴胡半斤、黃芩三兩、人參三兩、半夏半升、甘草三兩、生薑三兩、大棗十二枚	和解少陽。用於傷寒少陽證，表現為寒熱往來、胸脅苦滿、不欲飲食、心煩喜嘔、口苦咽乾、目眩	三辛三甘一苦	治脾，補瀉兼施	第十四講
35	六君子湯	人參、白朮、茯苓、甘草各三錢，陳皮、半夏各一錢	益氣健脾，和胃止嘔。用於不思飲食、噁心嘔吐、胸脘滿悶、咳嗽痰多稀白	三甘二辛一苦	補脾為主，補瀉兼施	第十一講
36	六味地黃丸	熟地黃八錢、山藥四錢、山茱萸四錢、澤瀉三錢、茯苓三錢、牡丹皮三錢	滋補肝腎。用於腎陰虛證，症見腰膝痠軟、頭暈耳鳴、盜汗遺精、骨蒸潮熱、囟門遲閉、口燥咽乾	二苦二甘一鹹一酸	補腎為主，補瀉兼施	第二十一講
37	甘草瀉心湯	甘草四兩、黃芩三兩、半夏半升、大棗十二枚、黃連一兩、乾薑三兩、人參三兩	補虛溫中，瀉熱消痞。用於中虛寒熱痞利重證，表現為心下痞、下利日數十行、乾嘔心煩、少氣乏力	二辛三甘二苦	瀉脾為主，補瀉兼施	第十三講
38	四逆湯	附子一枚、甘草二兩、乾薑一兩半	回陽救逆。用於手足厥逆、腹痛、下利清穀、嘔吐、萎靡、面色蒼白	二辛一甘	瀉脾為主，補瀉兼施	第十二講

39	四逆散	柴胡、芍藥、枳實、甘草各十分	疏肝理氣。用於手足不溫、咳嗽心悸、小便不利、腹痛泄瀉	二酸一辛一甘	瀉肝為主，補瀉兼施	第六講
40	四君子湯	人參、白朮、茯苓、甘草各等分	益氣健脾。用於面色萎黃、四肢無力、神疲倦怠、食少便溏	三甘一苦	補脾	第十一講
41	四妙丸	黃柏、薏苡仁各八兩，蒼朮、牛膝各四兩	清熱利濕，強健筋骨。用於濕熱下注之痺證，症見兩足麻木、痿軟腫痛	二甘二苦	瀉腎兼補腎	第二十二講
42	生薑瀉心湯	生薑四兩、甘草三兩、人參三兩、乾薑一兩、黃芩三兩、半夏半升、黃連一兩、大棗十二枚	補中降逆，散水消痞。用於中虛寒熱水氣證，表現為心下痞滿或疼痛、噯腐食臭、嘔吐下利、腹中雷鳴	三辛三甘二苦	瀉脾為主，補瀉兼施	第十三講
43	生脈散	人參五分、麥冬五分、五味子七粒	益氣生津，斂陰止汗。用於氣陰兩虛證，症見體倦氣短、口渴咽乾、乾咳自汗	二酸一甘	肺脾同補	第十九講

44	半夏瀉心湯	半夏半升、黃芩三兩、人參三兩、乾薑三兩、甘草三兩、黃連一兩、大棗十二枚	寒熱平調，消痞散結。用於中虛寒熱錯雜證，表現為心下痞、但滿不痛、困倦乏力，或嘔吐，或腸鳴下利	二辛三甘二苦	瀉脾為主，補瀉兼施	第十三講
45	百合固金湯	百合一錢半，熟地、生地、當歸各三錢，白芍、甘草各一錢，桔梗、玄參各八分，貝母、麥冬各一錢半	滋肺益陰，止咳化痰，用於肺陰虛證，症見咳嗽痰少、痰中帶血、氣喘氣急、口燥咽乾、潮熱顴紅、盜汗、手足心熱、大便乾結、小便短赤	四苦二甘二酸一辛一鹹	肺腎同補，補瀉兼施	第十九講
46	安宮牛黃丸	牛黃一兩、鬱金一兩、黃連一兩、朱砂一兩、梔子一兩、雄黃一兩、黃芩一兩、水牛角一兩、冰片二錢五分、麝香二錢五分、珍珠五錢	清熱解毒，開竅醒神。用於高熱煩躁、神昏譫語、口乾舌燥、痰涎壅盛	五苦四辛一鹹一酸	瀉心補肝，辛苦除痞，補瀉兼施	第八講

47	芍藥甘草湯	芍藥四兩、甘草四兩	緩解止痛。用於四肢、脘腹攣急疼痛	一酸一甘	瀉肝	第六講
48	防己黃芪湯	防己一兩、甘草半兩、白朮七錢半、黃芪一兩一分	益氣祛風，健脾利水。用於風水或風濕證，症見肌肉關節痠痛、眼瞼水腫、身重汗出、惡風寒	三甘一苦	瀉腎為主，補瀉兼施	第二十二講
49	附子理中丸	附子三兩、人參三兩、乾薑三兩、白朮三兩、甘草三兩	溫陽逐寒，益氣健脾。用於脘腹疼痛、噁心嘔吐、下利清穀、畏寒肢冷、霍亂轉筋	二甘二辛一苦	補脾為主，補瀉兼施	第十一講
50	青黃散	雄黃、青黛	骨髓增生異常症候群	二苦	補腎	第二十三講
51	香砂六君子湯	人參一錢、白朮二錢、茯苓二錢、甘草七分、陳皮八分、半夏一錢、木香七分、砂仁八分、生薑二錢	健脾和胃，理氣止痛。用於食少納呆、脘腹脹滿、噯氣	五辛三甘一苦	補脾為主，補瀉兼施	第十一講

52	53
急性再生不良性貧血(虛寒型)治療方	急性再生不良性貧血(溫熱型)治療方
熟地黃15g、山藥10g、山茱萸10g、枸杞子20g、薑製杜仲10g、鹿角膠6g、製附子10g、肉桂6g、菟絲子15g	水牛角30g、生地黃15g、玄參10g、竹葉15g、麥冬10g、黃連10g、金銀花20g、連翹10g、蒲公英30g、白茅根30g、熟地黃15g、山藥10g、山茱萸10g、茯苓20g、澤瀉10g、仙鶴草15g、生甘草10g、羚羊角粉3g
起病急驟，畏寒肢冷，精神不振，怠惰嗜臥，大便稀溏，小便清長，口腔潰爛，舌出血疱，齒鼻衄血，皮下多見瘀血紫癜，尿血便血。女性可見月經淋漓不斷，重則血崩不止，心悸氣短，面色蒼白。男性可見陽痿，遺精，早洩	起病急驟，持續高熱，口渴，汗出熱不退，口腔潰爛，舌出血疱，齒鼻衄血，口內血腥臭味難聞，皮下大片瘀血紫癜，尿血，便血。婦女可見月經淋漓不斷，重則血崩不止，心悸氣短，面色蒼白，舌質淡而乏津，苔黃或黑膩
二苦三辛三甘一酸，或八苦(辛甘化苦)一酸	七苦四甘二辛二鹹三酸，或十一苦(辛甘化苦)二甘二鹹三酸
補腎兼有補肝，補瀉兼施	補腎兼有補肺，補瀉兼施
第二十三講	第二十三講

54	桂枝湯	桂枝三兩、芍藥三兩、生薑三兩、甘草二兩、大棗十二枚	解肌發表，調和營衛。用於發熱惡寒、汗出鼻鳴、頭痛、口不渴	二辛一酸二甘	補肝為主，補瀉兼施	第二、三、四、十二講
55	真武湯	茯苓三兩、芍藥三兩、生薑三兩、白朮二兩、附子一枚	溫陽利水。用於陽虛水泛證，症見小便不利、肢體水腫、四肢沉重、腹痛下利、心悸頭暈	二辛一甘一酸一苦，或三甘（辛酸化甘）一苦一辛，或二鹹（苦甘化鹹）二辛一酸，或三苦（辛甘化苦）一酸一辛	瀉腎為主，補瀉兼施	第二十二講
56	柴胡疏肝散	柴胡二錢、陳皮二錢、川芎一錢半、枳殼一錢半、芍藥一錢半、香附一錢半、甘草五分	疏肝解鬱，行氣止痛。用於肝氣鬱滯證，症見脅肋脹痛、脘腹脹痛、噯氣、善太息、往來寒熱、月經不調	四辛二酸一甘	補肝為主，補瀉兼施	第三講
57	異功散	人參、白朮、茯苓、甘草、陳皮各等分	健脾益氣和胃。用於食欲不振、胸脘不舒、嘔吐泄瀉	三甘一辛一苦	補脾為主，補瀉兼施	第十一講

58	麥門冬湯	麥冬七升、半夏一升、人參三兩、甘草二兩、粳米三合、大棗十二枚	滋養肺胃，降逆下氣。用於虛熱肺痿證和胃陰虛證	一酸一辛四甘	肺脾同補	第十九講
59	梔子豉湯	梔子十四個，香豉四合	清熱除煩。用於身熱、虛煩不眠、胸中懊憹	一苦一酸	瀉心	第七講
60	理中丸	人參三兩、乾薑三兩、甘草三兩、白朮三兩	溫中祛寒，益氣健脾。用於脘腹冷痛、喜溫喜按、嘔吐下利、倦怠乏力	二甘一辛一苦	補脾為主，補瀉兼施	第十一講
61	理中化痰丸	人參、白朮、乾薑、甘草、茯苓、薑半夏各三錢	溫中祛寒，健脾化痰。用於脘腹疼痛、食少難消、嘔吐痰涎、大便溏泄	三甘二辛一苦	補脾為主，補瀉兼施	第十一講
62	麻子仁丸	火麻仁二升、芍藥半斤、枳實半斤、大黃一斤、厚朴一尺、苦杏仁一升	運脾瀉熱，行氣通便。用於脾約證，大便乾硬、小便頻數、習慣性便祕	二鹹二酸一甘一苦，或四鹹(苦甘化鹹)二酸	瀉肺為主，補瀉兼施	第二十講
63	麻杏石甘湯	麻黃四兩、杏仁五十個、甘草二兩、石膏半斤	清宣肺熱，止咳平喘。用於邪熱壅肺證，症見咳嗽氣喘、身熱汗出、口渴、苔紅	一苦一甘一酸一辛，或二鹹(苦甘化鹹)一酸一辛	瀉肺為主，補瀉兼施	第十七講

64	清肺排毒湯	麻黃9g、炙甘草6g、杏仁9g、生石膏15–30g（先煎）、桂枝9g、澤瀉9g、豬苓9g、白朮9g、茯苓15g、柴胡16g、黃芩6g、薑半夏9g、生薑9g、紫菀9g、款冬花9g、射干9g、細辛6g、山藥12g、枳實6g、陳皮6g、藿香9g	適用於新冠肺炎輕型、普通型和重型患者，在危重型患者救治中可結合患者實際情況合理使用	七鹹（苦甘化鹹）二酸八辛二甘二苦	瀉肺瀉脾瀉腎，補瀉兼施	第十八講
65	清燥救肺湯	冬桑葉三錢、石膏二錢五分、人參七分、甘草一錢、胡麻仁一錢、真阿膠八分、麥冬一錢二分、杏仁七分、枇杷葉一片	清肺潤燥，益氣養陰。用於溫燥傷證，症見乾咳無痰、氣逆而喘、咽喉乾燥、心煩口渴、胸滿脅痛	二酸一辛四甘二苦或二酸一辛四鹹（苦甘化鹹）二甘	肺脾同補，補瀉兼施	第十九講

66	腎氣丸	乾地黃八兩、山藥四兩、山茱萸四兩、澤瀉三兩、茯苓三兩、牡丹皮三兩、桂枝一兩、附子一兩	溫補腎陽，滋補腎陰。用於腎陰陽兩虛證，症見腰痛肢冷、少腹拘急、陽痿滑瀉、小便不利、消渴痰飲	二苦二甘二辛一鹹一酸	肝腎同補，補瀉兼施	第二十一講
67	黃龍湯	大黃一錢五分、芒硝一錢、枳實八分、厚朴六分、當歸二錢、人參一錢五分、甘草六分	攻下通便，益氣養血。治療陽明熱結、氣血兩虛證，症見大便祕結、神昏譫語、燥屎停滯、神疲少氣、口渴	三鹹一酸二甘一辛或三鹹四甘（辛酸化甘）	瀉肺兼補脾，補瀉兼施	第二十講
68	黃芪建中湯	桂枝三兩、甘草二兩、芍藥六兩、生薑三兩、大棗十二枚、膠飴一升、黃芪一兩半	補中益氣，溫養氣血。主治脾胃虛寒證，表現為脘腹隱隱作痛、喜溫喜按、飲食不振、倦怠無力、自汗盜汗、手足不仁、面色萎黃	四甘二辛一酸	肝脾同補，補瀉兼施	第十五講
69	黃連湯	黃連三兩、甘草三兩、乾薑三兩、桂枝三兩、人參二兩、半夏半升、大棗十二枚	清熱和陰，溫中通陽。用於胃熱脾寒證，表現為腹中冷痛、大便溏泄、脘腹不舒、或熱或寒、胸中煩熱、口苦欲吐	三辛三甘一苦	瀉脾為主，補瀉兼施	第十三講

70	黃連阿膠湯	黃連四兩、黃芩二兩、芍藥二兩、雞子黃二枚、阿膠三兩	養陰清熱，交通心腎。用於心煩失眠、多夢、頭暈耳鳴、口燥咽乾	二苦二甘一酸，或四鹹（苦甘化鹹）一酸	補心	第九講
71	當歸芍藥散	當歸三兩、芍藥一斤、川芎半斤、茯苓四兩、白朮四兩、澤瀉半斤	養肝調脾，調理氣血。用於肝脾氣血虛證，症見脘腹疼痛、脅肋脹痛、飲食不振、四肢困乏、情志不調	二辛一酸一甘一苦一鹹，或三酸（鹹苦化酸）二辛一甘	瀉肝為主，補瀉兼施	第六講
72	葛根湯	葛根四兩、麻黃三兩、桂枝二兩、生薑三兩、芍藥三兩、甘草二兩、大棗十二枚	發汗解表，生津舒筋。用於外感風寒之證，症見項背強、無汗惡風、自下利、痙病	三辛一酸三甘	補肝為主，補瀉兼施	第三講
73	新冠肺炎疫毒閉肺證治療方（七版指南）	生麻黃6g、杏仁9g、生石膏15g、甘草3g、藿香10g、厚朴10g、蒼朮15g、草果10g、法半夏9g、茯苓15g、生大黃5g、生黃芪10g、葶藶子10g、赤芍10g	化濕敗毒。用於新冠肺炎疫毒閉肺證，症見發熱面紅、咳嗽喘憋、痰黃黏少、痰中帶血、疲乏倦怠、口乾苦黏、噁心不食、大便不暢、小便短赤	五鹹（苦甘化鹹）二酸四辛二甘一苦	肺脾雙瀉，補瀉兼施	第十八講

74	養陰清肺湯	生地黃二錢、麥冬一錢二分、生甘草五分、玄參一錢半、貝母八分、牡丹皮八分、薄荷五分、白芍八分	養陰清肺，解毒利咽，用於虛熱白喉證，症見咽喉腫痛、喉間起白如腐、鼻乾唇燥	三苦一甘二酸一鹹一辛	肺腎同補，補瀉兼施	第十九講
75	調胃承氣湯	大黃四兩、芒硝半升、甘草二兩	瀉熱和胃。用於陽明熱結緩證，症見腹滿疼痛、心煩嘔吐、蒸蒸發熱	二鹹一甘	瀉肺兼補脾	第二十講
76	豬苓湯	豬苓、茯苓、澤瀉、阿膠、滑石各一兩	清熱利水養陰。用於水熱互結證，症見小便不利、尿血、心煩發熱、失眠咳嗽	四甘一鹹	瀉腎	第二十二講
77	增液湯	玄參一兩、麥冬八錢、生地黃八錢	增液潤燥。用於津虧血熱證，表現為皮膚乾燥、唇乾舌燥、大便乾結等	二苦一酸	肺腎同補	第十九講
78	增液承氣湯	大黃三錢、芒硝一錢五分、玄參一兩、麥冬八錢、生地黃八錢	瀉熱通便，滋陰增液。用於陽明熱結津虧證，症見大便乾結、脘腹脹滿、口乾舌燥、肌膚枯燥	二鹹二苦一酸或五酸（鹹苦化酸）	補肺	第二十講

79	導赤散	生地黃、木通、生甘草各等分	清心利水養陰。用於心經火熱證，症見心胸煩熱、口渴面赤、小便熱澀刺痛、口舌生瘡	二甘一苦	瀉腎為主，補瀉兼施	第二十二講
80	濟川煎	當歸三至五錢、牛膝二錢、肉蓯蓉二至三錢、澤瀉一錢半、升麻五分至一錢、枳殼一錢	溫腎益精，潤腸通便。用於陽虛便祕，症見大便乾結、小便清長、腰膝痠軟、頭暈目眩	二鹹二辛一酸一甘	瀉肺為主，補瀉兼施	第二十講

注：部分中藥藥味複雜，在不同方子中可能藥味會有不同，存在爭議，有待探討。

「湯液經法圖」講記①：

解構經方、時方的底層邏輯

作　　者　金銳
封面設計　陳俊言
責任編輯　劉素芬、張海靜
行銷業務　王綬晨、邱紹溢、劉文雅
行銷企畫　黃羿潔
副總編輯　張海靜
總 編 輯　王思迅
發 行 人　蘇拾平
出　　版　如果出版
發　　行　大雁出版基地
地　　址　新北市新店區北新路三段207-3號5樓
電　　話　02-8913-1005
傳　　真　02-8913-1056
讀者服務信箱　E-mail andbooks@andbooks.com.tw
劃撥帳號　19983379
戶　　名　大雁文化事業股份有限公司
出版日期　2025年05月初版
定　　價　600元
I S B N　978-626-7498-90-3（平裝）

歡迎光臨大雁出版基地官網
www.andbooks.com.tw

國家圖書館出版品預行編目（CIP）資料

「湯液經法圖」講記①：解構經方、時方的底層邏輯／金銳著；
-- 初版. -- 新北市：如果出版：大雁出版基地發行, 2025.05
312面；17×23公分

ISBN 978-626-7498-90-3（平裝）
1. CST：中藥方劑學

414.6　　　114004569